乐居医养　友善康护

老年居家照护图文手册

主编　洪　维　白姣姣

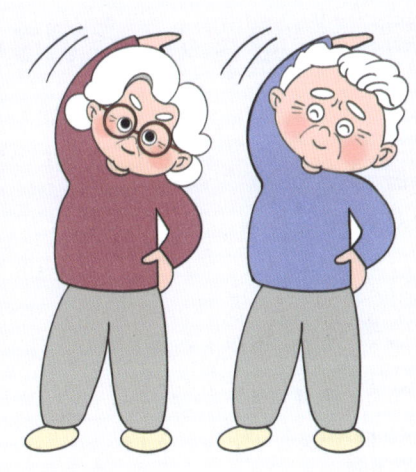

上海科学技术出版社

图书在版编目（CIP）数据

乐居医养，友善康护：老年居家照护图文手册 / 洪维，白姣姣主编． -- 上海：上海科学技术出版社，2025.5． -- ISBN 978-7-5478-7137-9

Ⅰ．R473.2-62

中国国家版本馆CIP数据核字第2025E1N827号

乐居医养　友善康护：
老年居家照护图文手册
　主　编　洪　维　白姣姣

上海世纪出版（集团）有限公司
上海科学技术出版社　出版、发行
（上海市闵行区号景路159弄A座9F-10F）
邮政编码 201101　　www.sstp.cn
江阴金马印刷有限公司印刷
开本 720×1000　1/16　印张 16.25
字数 130 千字
2025年5月第1版　2025年5月第1次印刷
ISBN 978-7-5478-7137-9/R·3257
定价：88.00元

本书如有缺页、错装或坏损等严重质量问题，
请向工厂联系调换

编委会

名誉主编
保志军　胡锦华

主　编
洪　维　白姣姣

副 主 编
顾　芬　王瑞芳　张　焱

编　委
德　吉　卢佳士　卢　萍　明　月
秦　雯　吴妮慧　殷晓菁

编 写 者
曹文娟　顾思思　吕梦凡　陆春华
屠　瑾　杨文艳　朱仁敏

学术秘书
周靓赟　朱彦媛

绘　图
卢佳士

序一

针对日益严峻的老龄化挑战,上海早在20多年前就率先提出"9073"养老服务格局的目标,即90%老年人居家养老,7%的老年人社区养老,3%左右老年人机构养老。此后,国家和各地养老服务体系建设规划大都沿用了这种目标框架。这一体系能否真正实施好的关键一环,就是家庭和社区的护理水平。

护理工作直接关乎老年人的生命安全、慢病控制和疾病的康复进程,如果家庭成员之间能有护理加持,则将在促进家庭成员沟通、构建和谐家庭关系中发挥桥梁和润滑剂作用。目前,全国注册护士总数约595万人(截至2024年末),每千人口注册护士数约为4.23人,尽管是近年来的最高,但仍远不能满足当前老龄化的需求。因此,华东医院老年医学科的洪维主任医师和白姣姣主任护师组织精干队伍,从日常护理工作中常见的护理难点、误区出发,精心编写了这本《乐居医养,友善康护:老年居家照护图文手册》,全方位地带领我们进行从头面到足底护理的内外兼修,从发现问题的

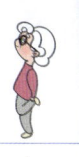

序一

被动治疗到主动预防,从文字到图片再到视频的老年友善体现,都能帮助我们构建更加和谐的生活环境,让护理知识成为每个家庭美好生活的支撑底盘。

希望本书能够帮助大家深入了解护理知识,知晓护理工作的特点与不易,做好个人和家庭健康管理的第一守护者。

2025 年 4 月

序二

喜闻由复旦大学附属华东医院老年病专家洪维与护理专家白姣姣任主编的《乐居医养，友善康护：老年居家照护图文手册》一书即将与广大读者见面。

当前，随着平均期望寿命的提高，我国老年人口日趋增加。在众多老年人中，既有健康的老人，也有失能失智的老人。按照我国养老的现状，大部分老人是居家养老，少部分是社区养老，再次是在养老院等机构养老。因此，对相当一部分老人来说，护理是一个重大的课题。

本书以科学的知识、通俗的语言、图文并茂的画面，具体而细致地给予老年护理全方位的指导。

本书的特点，一是细化，从眼耳鼻舌以至于身体的每一个部分，都有详细的知识普及；二是可操作性，就是按图索骥，护理到位，而不是一般的平铺直叙。

因此，对有老人的家庭来说，这是一本暖心的书，一册科学宝典。通过实践，让护理者更省心，让被护理者更舒心。

让我们大家，在爱的天空下，更多地关怀老年人。

胡锦华

2025 年 4 月

前 言

国家统计局数据显示，截至2024年底，我国60岁及以上老年人口约3.1亿人，占总人口的22.0%，其中65岁及以上人口为22 023万人，占全国人口的15.6%。在这一背景下，"医养结合"作为国家战略被写入《"健康中国2030"规划纲要》和《关于推进医疗卫生与养老服务相结合的指导意见》，标志着以居家为基础、社区为依托、机构为补充的养老模式已成为社会共识。然而，政策落地需扎根于每个家庭的日常实践——当失能老人需要翻身、洗护，当慢性病患者面临药物管理难题，当术后康复者亟需科学指导时，居家护理的精细化、专业化便成为破解"养老焦虑"的关键密钥。

居家医养的难点，在于如何将复杂的医疗操作"翻译"为普通人可理解、可执行的动作。本书的诞生正是为了消解这种认知壁垒，它不仅是家庭护理者的操作指南，更是一部呼应"医养结合"政策的实操手册。书中内容紧扣老年人尤其是半失能和失能老人的常见医疗护理及健康需求，通过规范那些看似微小的细节，既涵盖"医"的专业性，又饱含

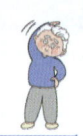

"养"的温情,力求在家庭场景中搭建起医疗与养护的无缝桥梁。

全书以人体为脉络,从"头"到"足",从"内"到"外",系统梳理了身体各部位的居家照护要点。这种结构设计并非想当然,而是希望读者在翻阅时,能像与自己的身体展开一场温柔的对话:从"心灵之窗"眼睛的清洁与热敷,到耳道的科学清理;从鼻腔的日常护理到口腔的全面保健;从颈椎术后的科学康复到心脏急救的黄金步骤……每一章都如同一把钥匙,解锁一个健康关卡的密码。我们还特别关注那些易被忽视的"隐秘角落",比如会阴清洁的规范步骤、肠道造瘘的居家护理,甚至是PICC置管的日常维护。这些内容不仅关乎生理健康,更关乎尊严与信心——当护理者掌握正确方法,被照护者便能以更从容的姿态面对生活。

本书以科学为基,从"被动治疗"到"主动健康"。传统医疗模式往往聚焦疾病发生后的干预,而现代医养结合理念更强调"预防-干预-康复"的全周期管理。这些内容背后,是权威医学指南与临床经验的凝练,更暗含"健康老龄化"的核心逻辑——通过提升家庭健康素养,减少非必要住院,降低社会医疗成本。为了更好地体现章节的内容,本书还配以实操视频,通过居家环境,真人演绎,从细节到分镜头,结合书中内容教会大家实操技能。书中的插图也以简洁、有趣的方式呈现,方便老年人对照文字阅读,充分体现

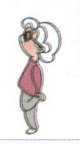

了老年友善。

在编撰过程中，我们始终秉持一个信念：照护不仅是技术的实施，更是情感的传递。为卧床者擦洗时轻柔的手法、协助术后康复时鼓励的话语、指导用药时耐心的解释，这些细微之处承载着超越生理照护的人文关怀。因此，本书在传授技能的同时，也穿插着心理支持的建议——如何帮助失禁者重拾自信？怎样让呼吸机使用者保持社交活力？这些问题的答案，藏在每一页的字里行间。这也正是对"构建老年友好型社会"号召的切实回应。

在老龄化与少子化叠加的今天，家庭照护者常面临体力、知识与心理的多重压力。本书愿化作一束微光，为这些"隐形守护者"提供支持：当翻开这本书，您参与的不仅是一次健康知识的学习，学会的不仅是照护的技能，更是一场关乎个体尊严、家庭幸福与社会责任的深远实践。本书不仅适合每一个有老年人的家庭，也可以作为基层护士、护工、社工、养老护理员、医疗照护员等的培训教材。让我们携手，让"老有所护"的理想照进现实，让"医养结合"的种子在千万家庭中生根发芽。

洪　维　白姣姣

2025 年 3 月

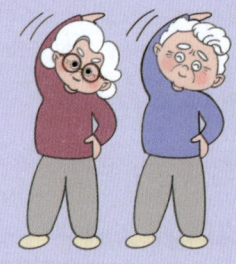

这样做,成为康养达人

耳部护理

口腔护理

床上洗头

通达呼吸

会阴护理

腿部护理

足部护理

皮肤护理

PICC 居家护理

失能老人的体位管理

目 录

从头开始　用心养护　　001

眼——让"心灵之窗"更明亮　002
体检养护，远离慢病　002
热敷舒缓，缓解干涩疲劳　008
用药细节，安全不马虎　011

耳——听见美好　让沟通不打折　015
清洁除垢，告别闷堵不适　015
按摩耳朵，促进循环　019

鼻——让"呼吸卫士"更顺畅　030
认识"守门员"的大作用　030
清洁和用药，居家巧应对　033
用好鼻饲管，延续生命之光　039

口——牙好才能吃得好　043
口腔清洁，给牙齿做"SPA"　043
假牙护理，保卫"第二副牙齿"　048
简单锻炼，口腔也有"健身操"　051

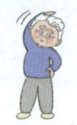

头皮——健康整洁 焕发活力　059

　　床上洗头，卧床老人也能享受　　059

　　头皮按摩，促进血液循环　　065

护好颈项　通达呼吸　067

喉——顺畅吞咽　清亮声音　068

　　饮食训练，应对吞咽困难　　068

　　细嚼慢咽，预防噎呛　　076

　　科学用嗓，避免过度疲劳　　080

颈——灵活保护挺身姿　083

　　颈椎病术后加速康复　　083

　　甲状腺术后保护和观察　　088

呼吸——告别咳喘　活力充沛　092

　　发热时如何安全降温　　092

　　遵嘱用药，效更显著　　094

　　呼吸功能锻炼，让肺"深呼吸"　　096

　　家庭氧疗——给身体"充电"　　098

　　用好呼吸机，呼吸更轻松　　100

由内而外　心腹无忧　103

心——日常监测　紧急救护　104

　　居家自测血压步骤　　104

　　降压药，别踩这些"坑"　　107

心肺复苏，居家急救必知　　108

　　硝酸甘油，以备急需　　111

腹——肠道健康　轻松舒适　　112

　　预防便秘，让生活更轻松　　112

　　呵护造口，生活如常　　119

　　腹腔术后，这样护理　　124

腰——最怕"腰突"和劳损　　127

　　日常养护，"腰"你健康　　127

　　使用腰托，远离疼痛　　129

　　腰椎手术后，也要动起来　　130

阴部——清洁护理　后顾无忧　　134

　　会阴清洁，从前往后　　134

　　尿失禁，轻松应对不再"漏"　　136

　　带着导尿管回家不要愁　　140

　　大便失禁，清爽"菊"部有办法　　151

　　肛门清洁，远离不适　　157

手足皮肤　并非小事　　161

腿——祝您健步如飞　　162

　　静脉曲张，这样帮助血液回流　　162

　　膝关节术后，适度锻炼加快恢复　　171

　　适合老人的膝关节保健操　　173

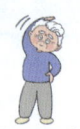

足——步履稳健有妙招　174

- 清洁保养，预防感染　174
- 平直修剪，避免嵌甲　177
- 选好鞋子，保护足弓　179

手——手巧灵活更健康　182

- 清洁干燥，防止灰指甲扩散　182
- 手指锻炼，保持灵活　187
- 保湿防裂，减少磨损　190

皮肤——肌肤健康　远离不适　194

- 温和洗净，避免刺激　194
- 内护外养，综合调理　203
- 解除压迫，预防压疮　210
- 保湿止痒，减轻湿疹　219

特别关照　医养乐居　225

PICC居家护理——提高生活质量　226

- 安全的"生命通道"：PICC置管　226
- PICC居家日常护理细则　229
- 定期维护，导管长久可靠　232

体位管理——姿势正确　舒适少痛　236

- 坐：腰背挺直，减轻压力　236
- 卧：不同情况，不同卧姿　239
- 安全：防跌防坠防意外　244

从头开始　用心养护

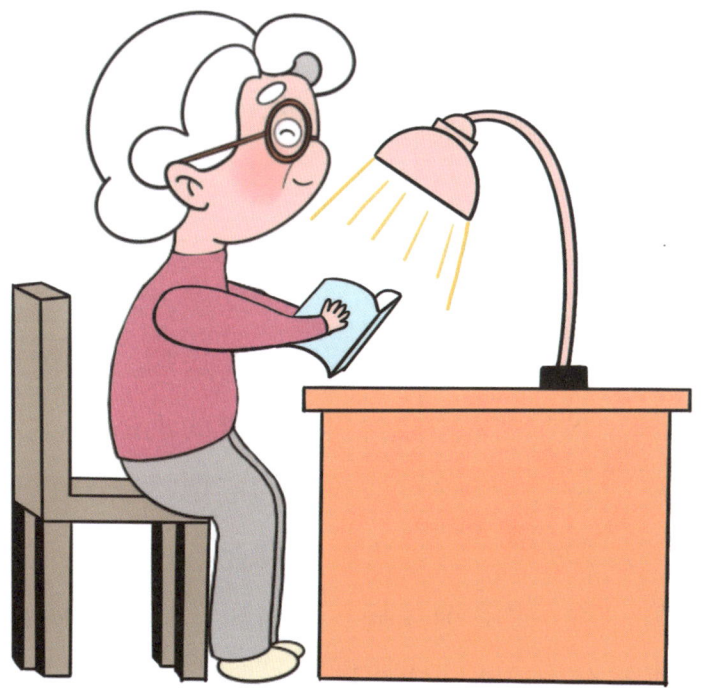

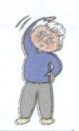

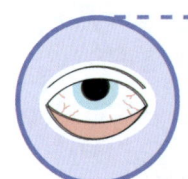 # 眼——让"心灵之窗"更明亮

眼睛是心灵的窗户，能感知外界绝大部分信息。对于老年人来说，拥有良好的视力是维持日常生活质量的基础。随着年龄的增长，老年人的眼部功能逐渐衰退，各种眼部疾病应运而生，严重影响了老年人的阅读、行动、社交等活动。在眼部保健上，许多老年人都存在错误的认知。那么，老年人应该如何护理眼睛，才能远离眼部疾病呢？

体检养护，远离慢病

一、定期检查，眼睛的"体检"不能少

眼部疾病在老年群体中属于高发疾病，但由于部分眼底病早期症状不明显，且不会引起严重的不适感，常常会被老年人忽视。因此，做好眼底疾病的定期检查至关重要，尤其是以下三类老年人应定期去医院检查眼底情况。

1. 第一类：患有糖尿病、高血压、慢性肾病等疾病的老年人，每年至少检查一次眼睛。

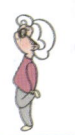

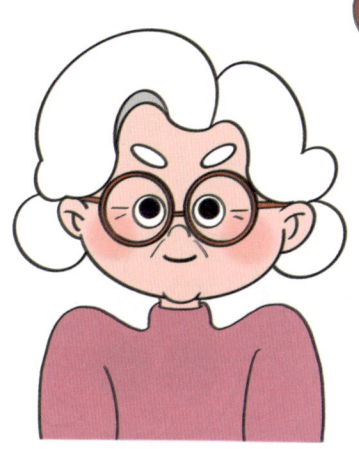

三类老人应定期去医院检查眼底情况

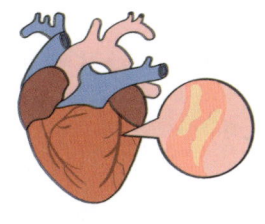
患有基础疾病，如糖尿病、高血压、慢性肾病等

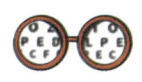
高度近视、出现新的血管病变的老年人

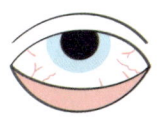
出现眼部症状，如视力下降、眼睛发胀、眼前有黑影飘动，视物重影、变形及变色等

2. 第二类：高度近视、出现新的血管病变的老年人应增加眼部检查的频次，做到每3~6个月检查一次。

3. 第三类：已经出现眼部症状，如视力下降、眼睛发胀、眼前有黑影飘动、视物重影、变形及变色等，应立即前往医院治疗。

二、用眼有度，别让眼睛"加班"

随着年龄增长，老年人的晶状体弹性减弱，用眼时间过长就会出现眼球胀痛、头痛等不适。因此，对于日常用眼需求较高的老年人，应注意控制用眼时间。在看手机或看书1小时后，应闭眼休息或到户外活动15分钟左右；老年人应避免在光线较暗或过强的地方用眼，晚上用眼时要保证有充

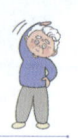

足的光照，亮度以眼睛舒适为宜；老年人户外活动时，可以选择专业的墨镜来避免阳光的照射，抵挡紫外线对眼睛的伤害。

正确保护眼睛

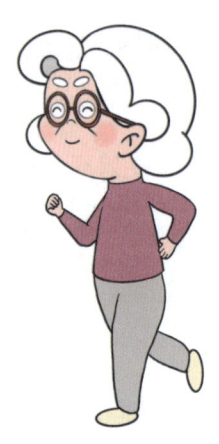

看书或看手机 1 小时，
应闭眼休息或运动 15 分钟

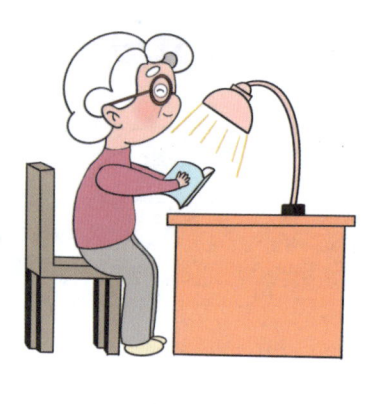

避免在光线较强或
较暗的地方用眼

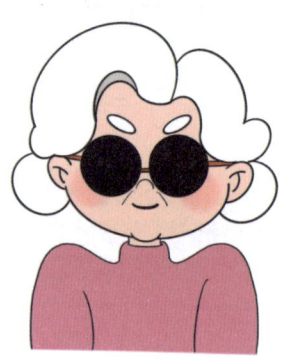

老年人户外活动时
选择专业的墨镜

三、控制慢性病，别让血压和血糖"失控"

有些老年人视力下降是因为眼部血管出了问题。如果血压、血糖控制不好，会损害眼部血管，影响眼睛的血液供应。因此，患有糖尿病、高血压等慢性病的老年人应按时用药，保持血糖、血压的稳定；同时，应避免情绪激动，以免引起眼压增高。

四、吃对食物，给眼睛"加油"

1. 老年人应多吃富含维生素、矿物质的食物，如胡萝卜、番茄、红苋菜、南瓜、动物肝脏及牛奶等，有助于保护眼睛健康。

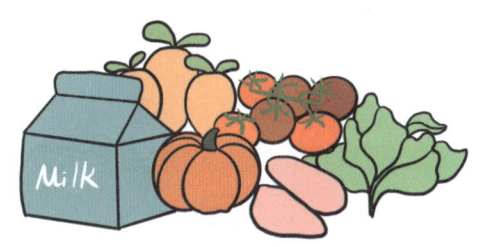

2. 老年人可以多吃坚果类食物，增加咀嚼动作，可以锻炼眼部肌肉，增加眼部血液循环，减轻眼睛疲劳。

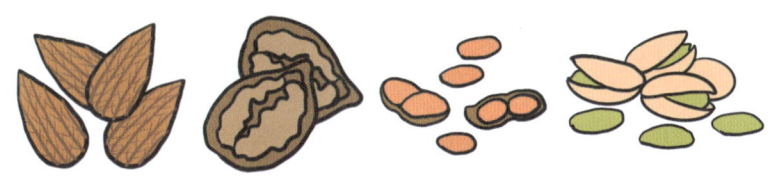

3. 已经出现眼部疾病的老年人，应做到"三忌"：忌烟、忌酒、忌浓茶。烟草中的尼古丁可以引起视网膜血管痉挛，使视神经缺血，从而损伤视神经功能；酒精可引起眼球内毛细血管扩张，加重眼睛充血；而浓茶中的咖啡碱等会让人体处于过度兴奋中，影响睡眠，引起眼压升高。

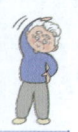
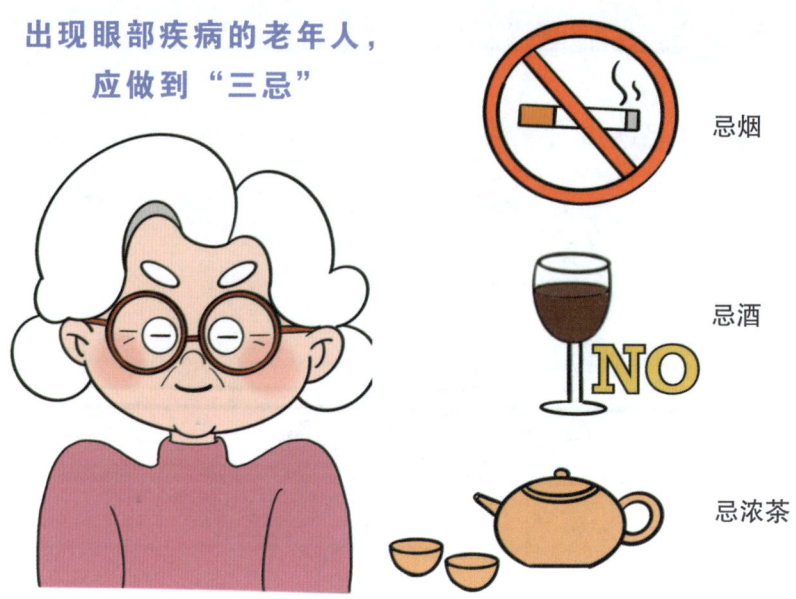

五、眼部按摩,给眼睛"放松"

眼部按摩通过按摩眼部周围穴位和皮肤肌肉,以刺激神经、舒缓眼部经络,增加眼睛血液循环,松弛眼内肌肉,进而缓解部分眼部症状。眼部按摩是调节和放松眼睛、防治眼部疾病的重要方式。

按摩时采用坐姿或仰卧,双眼轻轻闭合,依次按摩眼部周围穴位。每次按摩时应选择2~3个穴位,每个穴位按摩半分钟至一分钟;按摩时要注意手法,动作应尽量轻柔,不能过于用力,防止造成出血和损伤。

1. 天应穴:用大拇指轻轻按揉双侧的天应穴,此穴位于眉毛下方、眼眶内上角处。

2.睛明穴：用大拇指轻轻按揉双侧的睛明穴，此穴位于鼻根部紧挨双眼内眦处，大拇指由下向上按揉。

3.四白穴：用食指轻轻按揉面部的四白穴，此穴位于眼眶下缘正中下一横指处。

4.太阳穴：最后用拇指轻轻按揉太阳穴，此穴位于眉梢和外眼角向后一横指处，将食指微微屈曲，轻刮眼眶一圈，顺序为眼眶的内上、外上、外下及内下，依次按摩攒竹穴、鱼腰穴、丝竹空穴、承泣穴等。

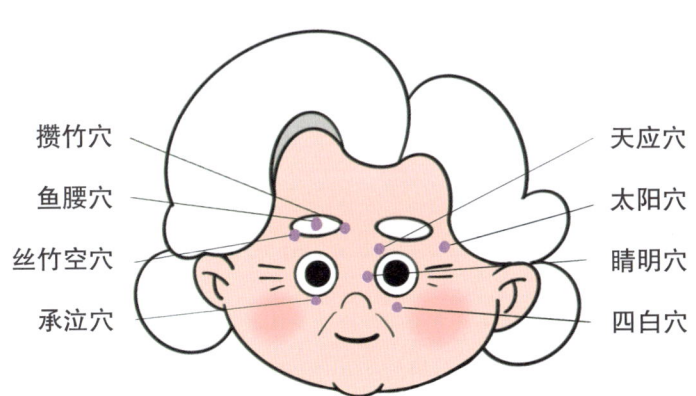

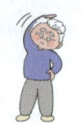

热敷舒缓，缓解干涩疲劳

老年人由于眼睛功能退化，容易出现眼睛干涩、疲劳、酸胀、异物感等症状，眼部热敷可以使眼睑局部血管扩张，放松眼部肌肉，缓解眼部疲劳。但热敷只能改善眼部的不适症状，并不能治愈疾病。因此，如眼部症状经过热敷后不能缓解，应寻找专业的眼科医生仔细诊断，找到病因，进而对症治疗。

一、哪些情况适合热敷

热敷适用于眼睛疲劳，尤其是睑板腺功能障碍引起的疲劳。热敷可以通过温热作用，促进眼睑腺管内的油脂排出，减少泪液挥发，缓解不适症状。如果出现眼睛红、肿、痒、痛等不适症状，可能是由于感染或过敏导致的，此时热敷会增加刺激，加重炎症；此外，如果眼睛周围皮肤破损、有异物入眼或患有青光眼等疾病，也不适合热敷，应及时就医。

二、热敷的几种方法

1. 热毛巾敷眼：准备一条清洁的毛巾浸泡在 42℃的热水中，温度不宜过高。毛巾从热水中取出来后拧干，闭上眼睛，头稍上仰，将毛巾敷于双眼，热敷时间为 10～15 分钟。

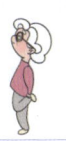

热毛巾敷眼

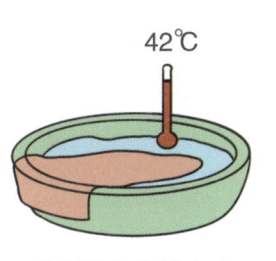
毛巾浸泡在热水中

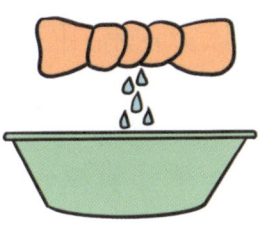
拧干

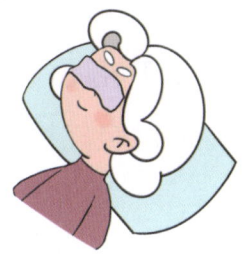
敷眼

2. 热敷眼罩：选择正规的热敷眼罩，撕开包装后，将其佩戴于眼睛上，眼罩和空气接触可以产生蒸汽，温度控制在 40 ℃ 左右，使用 15～20 分钟。

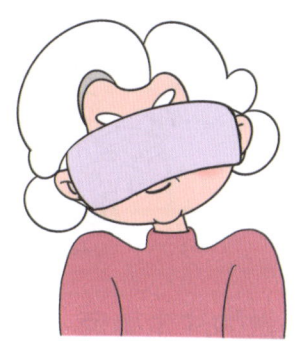
10～15 分钟

3. 蒸汽熏蒸：准备一个杯子，将其盛满 4/5 的热水，熏蒸前可以使用手背试温，温度适宜后将眼睛对准杯口，利用蒸汽进行热敷，时间约 5 分钟。这种方法可以快速增加眼部湿度，缓解眼部干涩。

蒸汽熏蒸

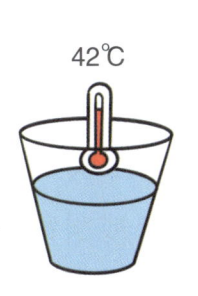
将杯子盛满 4/5 的热水

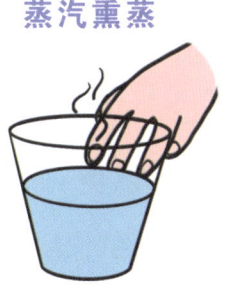
手背试温

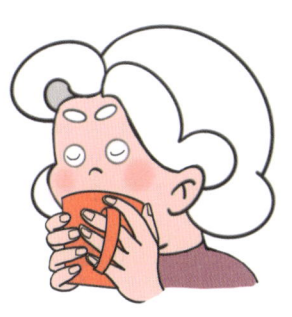
眼睛对准杯口
熏蒸 5 分钟

4. 手心敷眼：老年人可以摩擦双手至手心发热，并轻轻覆盖于轻闭的双眼上。该方法利用手心的温度进行热敷，同时可以轻轻按摩眼周穴位，促进血液循环。

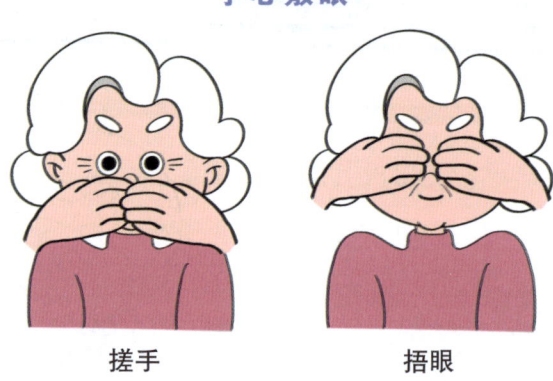

手心敷眼

搓手　　　　　捂眼

三、热敷的注意事项

1. 温度控制：热敷时一定要注意温度适中，保持在40～45℃，避免温度太高造成眼部烫伤，尤其是老年人、糖尿病老人等皮肤感觉功能迟缓的人群，更应注意水温。

2. 时间控制：每次热敷的时间不宜过长，一般控制在15～20分钟。热敷时间过短无法发挥热敷的效果，而时间过长则会导致眼部皮肤过度充血，加重眼部不适症状。

3. 避免直接接触眼球：无论使用哪种热敷用具和方法，都要避免与眼球直接接触，以免对眼球造成刺激或损伤。

4. 特殊情况慎用：如果老年人患有青光眼或眼部处于疾病的急性期如结膜炎急性发作期，有红、痒、痛等症状，应避免热敷并及时就医。

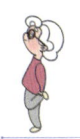

用药细节,安全不马虎

眼睛是身体的重要器官,随着年龄的增长,老年人的眼部健康问题逐渐增多,如干眼症、白内障、青光眼等。眼部用药是许多老年人日常护理的一部分,但不少老年人对眼部用药存在误区,因此用药时需要格外小心。

一、眼药水的正确滴法

眼药水是眼部疾病最常用的药物,作用直接、快速。但眼药水滴入结膜囊后容易流失,药效维持时间较短。

1. 洗手:滴眼药水前,请先用肥皂或洗手液洗净双手,尤其是患有红眼病等感染性眼病的老年人。

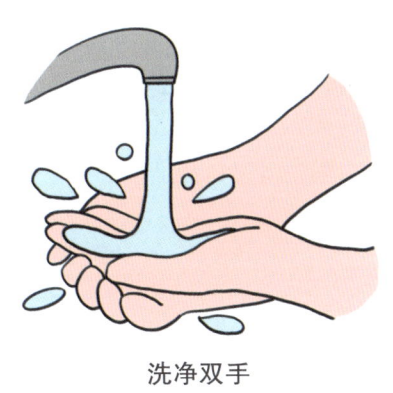

洗净双手

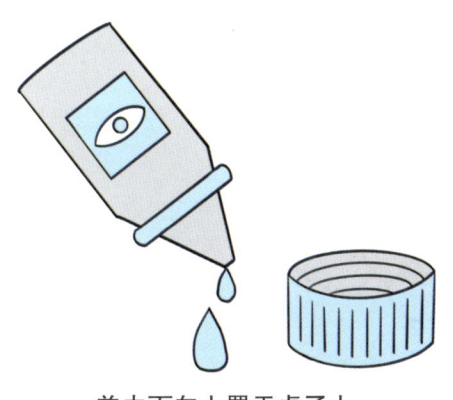

盖内面向上置于桌子上

2. 打开瓶盖:取下眼药水瓶盖,不要碰到瓶口,将瓶盖内面向上放在干净的桌面上,并保持瓶口不被污染。

3.仰头滴药:将头部尽可能后仰,眼睛往头顶方向看,用食指轻轻拉开下眼睑,或者用手指捏住下眼皮,将其轻轻拉开,暴露下穹隆(白眼珠和下眼睑之间的缝隙)。

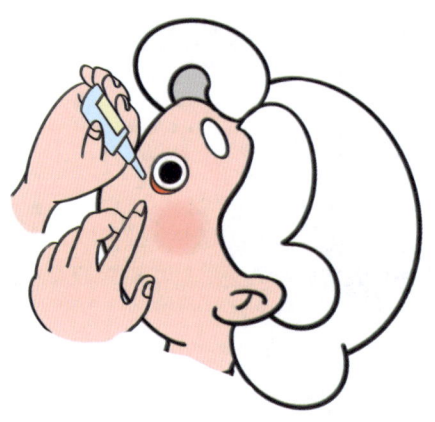

头部尽可能后仰,用手指捏住下眼皮

4.眼药水瓶垂直向下,将眼药水瓶口对准眼睛,距离眼睛2~3厘米,将药液滴入下穹隆内或白眼珠上,每次1~2滴,然后轻闭眼睛2~3分钟。

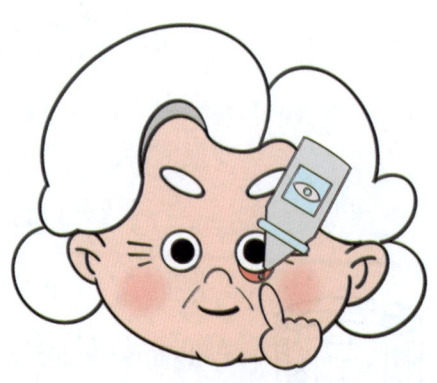

眼药水瓶垂直向下,
将眼药水滴入下穹隆内或白眼珠

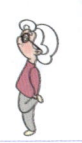

5.注意眼药水的瓶口不能接触到睫毛、眼睑等，防止瓶口被污染。眼药水滴完后，让眼睛轻轻闭合。也可以轻轻提拉一下上眼皮，使眼睛更好地吸收药液，对从眼角溢出的药液可以用消毒棉球或者干净的纸巾擦干。

6.眼药水点完后需要闭上眼睛2~3分钟，增加药液与眼睛的接触时间，滴完后也可以轻轻转动眼球，促进药液的均匀分布。如果老年人需要同时点两种不同的眼药水，两种药物应至少间隔10分钟，使两种药液都能发挥正常药效。

二、眼药膏的正确用法

1.点药时间：眼药膏作用时间长，药物浓度维持稳定，但点药后眼部舒适度下降，容易产生视觉模糊，严重者会影响日常生活，因此，可以将点药时间安排在晚上睡觉前。

2.点药前准备：点药前需要清洁双手，打开眼膏管口。

3.点药的方法：头稍向后仰或平躺，眼向上看，用一只手的拇指和食指将一只眼的下眼睑轻轻拉开，使其呈口袋状。另一只手挤压眼膏管尾部，使眼药膏呈线状溢出；将约1厘米长的眼药膏挤进下眼袋内（注意不要使管口接触眼球或眼睑），闭眼，轻轻按摩2~3分钟，以增加疗效。眨眼数次，尽量使眼膏分布均匀，之后闭眼休息2分钟。

三、眼部用药的注意事项

眼药水的使用要遵照医嘱,严格按照时间间隔来滴。如果要使用不同类型的眼药水,一般没有顺序要求,间隔为5~10分钟。如果同时使用眼药水和眼药膏,应当先用眼药水,再用眼药膏,这是因为眼药膏的油性会阻碍眼药水的吸收,影响眼药水的治疗效果。有些副作用较明显的眼药点药后,必须用手指压迫内眼角3~5分钟,防止药液通过鼻泪管进入鼻咽部,引起全身反应。

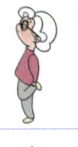

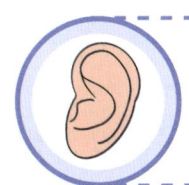 ## 耳——听见美好 让沟通不打折

随着年龄的增长，老年人的身体机能逐渐衰退，耳朵作为我们感知外界声音的重要器官，也需要特别的呵护。老年人常常会出现耳部健康问题，不仅影响日常交流，还可能导致孤独感等心理问题。因此，老年人应重视耳部照护，保持耳朵清洁，适当按摩，避免噪音伤害，并定期检查听力。通过这些简单的护理措施，老年人可以更好地保护听力，享受清晰的声音世界，提升生活质量。

清洁除垢，告别闷堵不适

耳朵中的分泌物叫做"耵聍"，俗称"耳屎"。耳屎是由外耳道的皮脂腺和耵聍腺分泌出来的一种灰色、橙色或淡黄色的黏稠物，干燥后呈薄片状，含有一定的油脂。同时还混有灰尘和脱落的皮屑。耳屎可以分为干性和油性。一般干性的会比较容易脱落，而油性的容易积在耳道内。耳朵里的耳屎可以起到润滑保湿、保护鼓膜、抗菌、防噪音、自洁等作用。

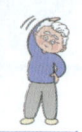

一、老年人耳朵里的"小麻烦"

正常来说,耳屎是不需要我们自行清理的,它可以自行排出。我们日常咀嚼食物、说话的时候,可以引起外耳道的振动,辅助了耳屎不断排出。但老年人由于耵聍腺分泌增多、下颌关节运动减少及外耳道口塌陷使得耳屎不易排出,再加上随着年龄增长,耳郭的弹性降低、耳道内皮肤干燥,容易出现外伤和皲裂,耳屎容易粘结成块、质地变硬,堵塞外耳道;部分老年人的耳道中有朝向内耳道生长的毛发,增加了耳屎堵塞在耳道的可能,而耳屎阻塞耳道会形成耵聍栓塞,严重影响了老人的耳朵健康,出现耳鸣、听力下降,严重者会出现外耳道炎等。

二、常见的耳道清洁误区

1.用硬物掏耳:许多老年人会习惯于自己抠耳朵,有使用指甲的,有用棉签、挖耳勺、火柴棍等工具的。但由于自己不专业,看不清耳道,极易造成耳道损伤,严重者可能损伤鼓膜,造成鼓膜穿孔。

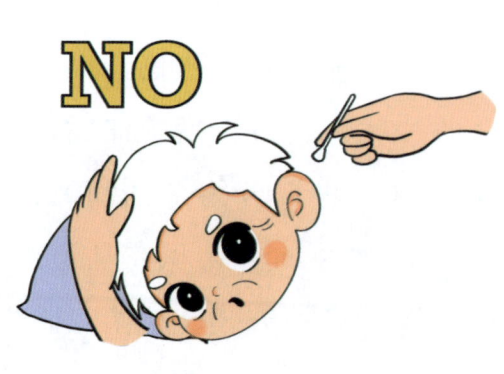

不要用硬物掏耳

2.过度清洁：部分老年人认为耳道应经常清洁。实际上，过度清洁会破坏耳道内的正常环境，使耳道皮肤失去保护，变得更加干燥、敏感。因此，老年人应观察自己的耳部情况，当感觉耳屎过多影响听力时，再进行清洁。

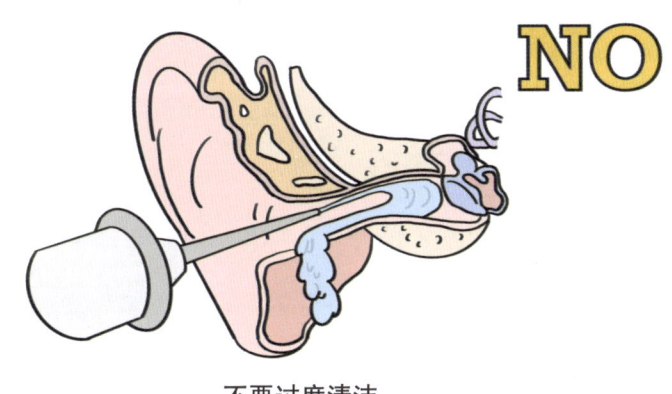

不要过度清洁

三、正确清洁耳道的方法

1.对于少量耳屎的老年人，首先倾斜头部，将耳朵向外、向上拉，拉直耳道；接着将滴耳剂，如过氧化氢、婴儿油、甘油、矿物油等，往耳道内滴入1~2滴，并保持1~2分钟，每日两次，睡前滴耳最佳；然后上下轻轻拉动耳垂，使滴耳剂流入耳道，并保持头部倾斜2~5分钟，并将头部向后倾斜，通常耳朵内的耳屎会在两周之内自行排出。

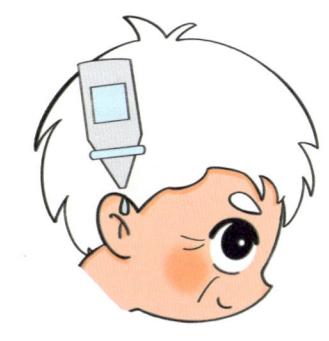

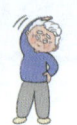

2.如果老年人为油性耳屎,则极易在外耳道形成团块,不容易自行排出,建议有油性耳屎的老年人每3~6个月到医院就诊,及时清理。尤其是采用以上办法仍无法排出耳屎,或者耳屎导致了耳朵疼痛、耳鸣或者听力下降,更需及时到医院就诊,寻求医生帮助。

按摩耳朵，促进循环

随着年龄的增长，老年人的身体机能逐渐衰退，听力下降成为常见的健康问题。除了医学干预，日常的耳朵按摩也可以帮助老年人缓解听力问题，提升生活质量。

耳朵按摩是一种传统的中医保健方法。中医认为，耳朵上遍布经络，而人体的五脏六腑在耳穴上有相应的反射区，与人体健康密切相关。老年人可以通过按摩耳朵上分布的穴位，疏通人体经气、调整脏腑功能，增加血液及淋巴的循环，是保养老年人身体简便有益的方法。

一、怎样按摩耳朵

常用的按摩手法包括指按法、揉法、摩法、捏法、搓法、点法、掐法等。

1. 指按法：是用拇指或食指的指端，按压耳部穴位或反应点，手指要垂直于耳部的穴位，逐渐施加压力，力度由轻到重，再由重到轻，持续按压 3～5 秒。指按法直接作用于穴位，有助于疏通经络，调和气血。

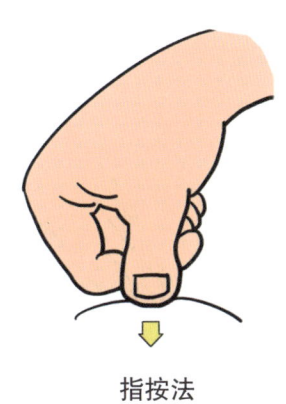

指按法

2. 揉法：是用指腹或手掌在耳部进行旋转揉动，着力部位要吸定穴位，带动深层组织。揉法施加的压力需均匀，动作协调有节律，每次揉动1~2分钟，能够放松局部肌肉，促进血液循环，缓解疲劳。

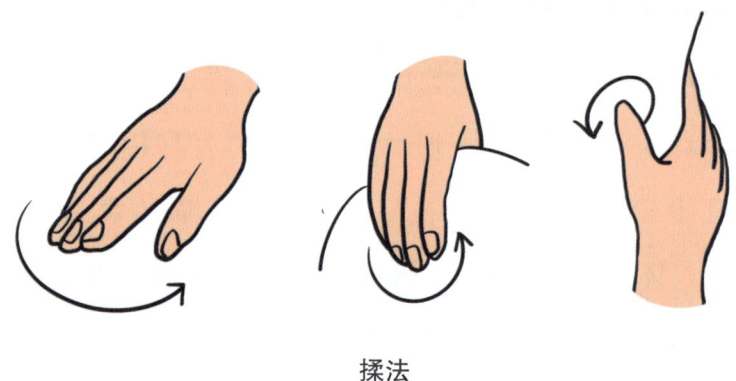

揉法

3. 摩法：分为掌摩法和指摩法，是用手掌或指腹在耳部进行直线或环形的摩擦运动，每次摩擦2~3分钟。摩擦产生的热量能温暖耳部，促进气血流通，同时也有助于舒缓紧张情绪。

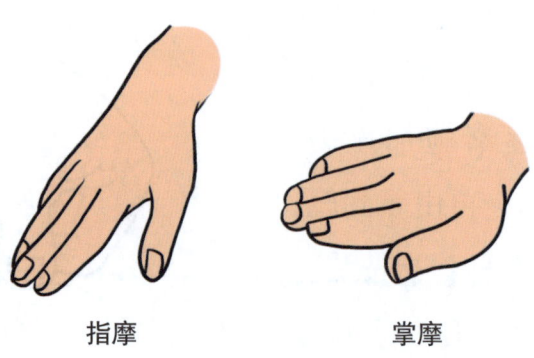

指摩　　　　　掌摩

4. 捏法：分为两指捏和三指捏，两指捏是拇指和食指相对用力，三指捏是用拇指与食指、中指相对用力。用手指捏住耳朵的穴位或软组织进行提捏或揉捏。每次捏起和放松的动作要连贯，重复 10～15 次。通过捏提动作，能够增强对穴位的刺激，促进局部血液循环和组织代谢。

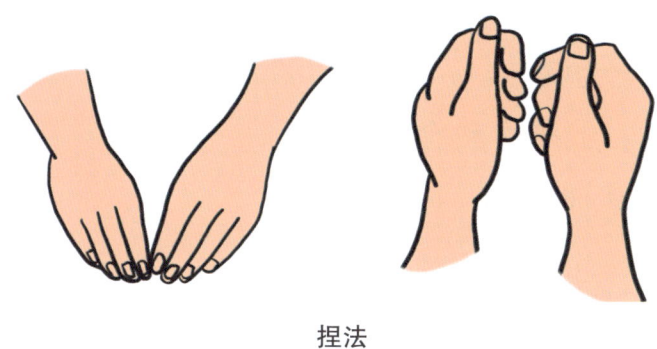

捏法

5. 搓法：双手手掌伸直紧贴在双耳上，力量适中，进行反复搓揉，直到双耳发热，搓动的频率需快，每次搓动 1～2 分钟。搓法通过双手的摩擦产生热量，温暖耳部，促进血液循环，也有助于缓解耳部不适。

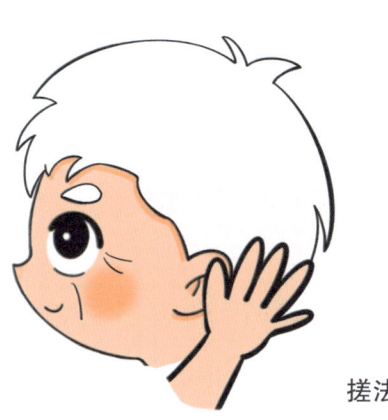

搓法

6. 点法：用指端或屈曲的指间关节，点压耳朵的穴位或反应点，每次点按1~2秒，重复5~10次。点按时力量集中而强烈，能够迅速激活穴位，以穴位产生酸、麻、胀的感觉为宜。

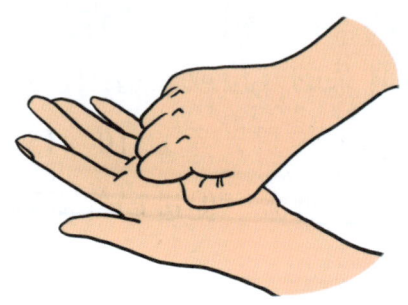

点法

7. 掐法：用拇指和食指指甲，掐住耳部穴位。掐压时，需修剪指甲，以免损伤皮肤。每次掐压的时间不宜过长，一般1~2秒，重复3~5次。掐法刺激强烈，适用需重点刺激的穴位，应注意力度适中，避免损伤皮肤。

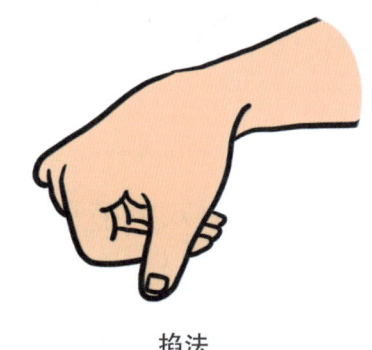

掐法

二、有用的耳穴

1. 听宫穴：位于面部，耳屏前方，下颌骨髁状突的后方，张口时呈凹陷处。

听宫穴是中医经络学中的一个重要穴位，是耳朵的"门户"，更是调节全身气血、促进听力健康的关键。按摩听宫穴，能够刺激耳部神经，促进血液循环，对于缓解耳鸣、耳聋、听力下降等症状有着不可小觑的作用。

2.听会穴：位于面部，耳屏间切迹的前方，下颌骨髁状突的后方，张口时呈凹陷处。按摩该穴位可利窍聪耳、息风清热、通络止痛。能够治疗耳鸣、耳聋，以及齿痛、口眼歪斜、面痛等。

3.耳门穴：耳门穴隶属手少阳三焦经，位于耳区，耳屏上切迹和下颌骨髁突之间的凹陷中。临床常用于治疗耳聋、耳鸣等耳部疾病，还可以用于缓解牙痛和肩颈痛。

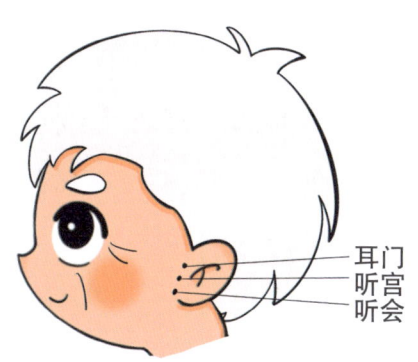

4.翳风穴：在耳垂后方，乳突与下颌角之间的凹陷处。该穴位与多种病症相关，按摩此穴有助于缓解头痛、头晕、眼科疾患、小儿高热惊厥等症状，并具有一定的预防感冒作用。

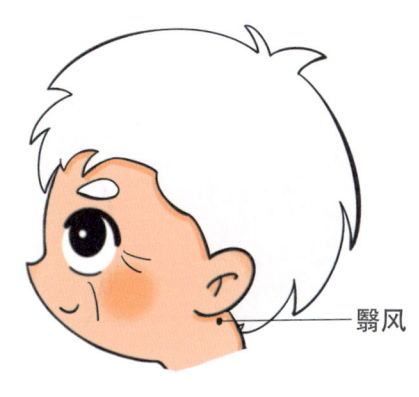

三、耳穴的按摩方法

1. 按摩听宫穴：首先，老年人可以把嘴张开，听宫穴的位置在耳屏前方凹陷的部位。老年人按摩前调整呼吸，放松双手，找到位置后用食指或中指轻轻按摩3~5分钟。按摩以顺时针方向旋转按摩，力度以老年人感到酸胀但不疼痛为宜。

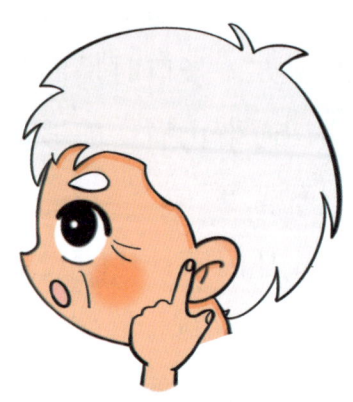

听宫穴取穴法

2. 按摩耳垂法：耳垂部位富含毛细血管和神经末梢，通过按摩可以促进局部血液循环，改善耳部营养供应，有助于预防和改善耳部疾病。按摩时双手放在两耳根部，食指和中指分开置于耳朵前后，中指在耳前，食指在耳后。从耳垂开始，夹持耳朵向上推动，紧贴耳郭，直到耳尖。牵拉的力量以不感到疼痛为宜，每天可进行50次左右。

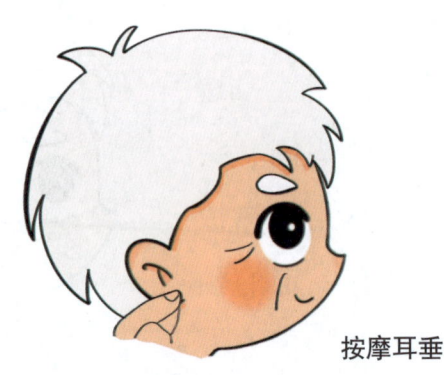

按摩耳垂

3. 提拉耳尖：耳尖穴位于耳郭的上方，可以折住耳朵向前，耳郭上方的尖端处即为耳尖。用双手的拇指和食指轻轻捏住耳尖处的耳郭，轻轻向上提拉。提拉过程中，可适当增加力度，以不感到疼痛为宜。提拉数次后，可放下手指，轻轻揉捏耳尖至微微发热。提拉耳尖时间以3～5分钟为宜，每次15～20次。提拉耳尖可以有效治疗头痛、头昏、神经衰弱、耳鸣等疾病，对于感冒发热、皮肤过敏等症状有一定的缓解作用。

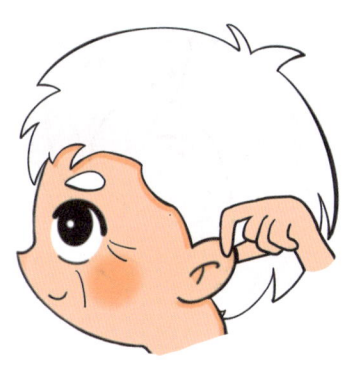

提拉耳尖

4. 按摩耳轮：双手握空拳，以拇指和食指沿耳轮上下来回推摩。推摩的速度可以适中，以耳轮感到微微发热为宜。如果发觉痛点或结带不舒服处，表示对应的器官或肢体有病变的可能，此部位可以适度多捏揉。每次按摩2～3分钟，可以缓解腰腿痛、颈椎病、心慌、胸闷、头痛、头昏、便秘、尿频等症状，还有助于补肾强体，对于改善老年人记忆力减退、失眠多梦等有一定帮助。

5. 按压耳窝：耳窝与多个脏腑器官有密切联系，通过按压耳窝可以刺激对应的穴位，达到疏通经络、调和气血、保健脏腑的目的，还可以缓解紧张情绪，改善睡眠质量。用食指或中指的指腹轻轻按压外耳道开口边的凹陷处，按压时可采用画圈的方式，或沿着耳朵的轮廓进行上下左右的按压，确保耳窝内的每个穴位都能得到刺激。来回摩擦按压 15~20 次，建议每次按压 5~10 分钟。

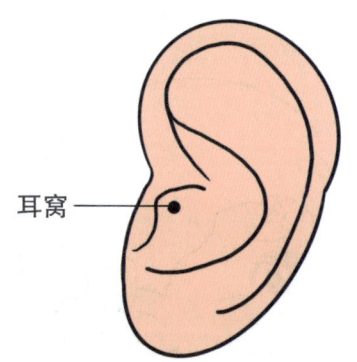

6. 拔双耳：拔双耳通过刺激耳部穴位，可以达到促进血液循环，改善听力，预防老年性耳聋，缓解老年性的耳鸣、耳闷等症状。将两根食指伸直，轻轻伸入两耳耳孔中，旋转 180°，反复 3 次后，立即拔出，拔出后听到"啪啪"的鸣响声，这是正常的生理现象，不用过于担心。每次拔双耳 3~6 次。此按摩耳朵手法避免过于用力，手指插入不宜过深，以免损伤耳道。拔耳朵有助于改善老年人的听力状况，对于神经衰弱、健忘等疾病有一定疗效。

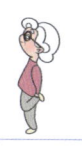

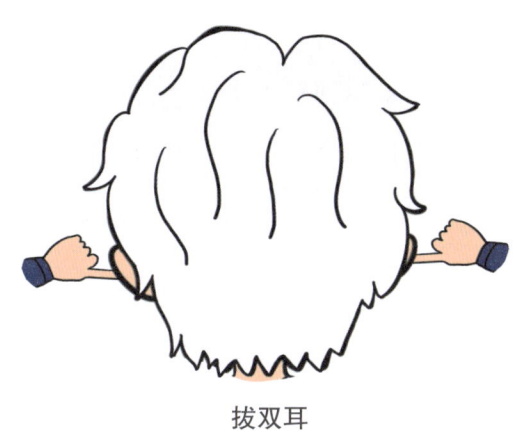

拔双耳

7. 推耳后：用中指指面置于两耳后，沿着耳后的穴位上下来回各推擦20~30次，至局部皮肤发热。耳朵后面分布着丰富的穴位和神经末梢，推耳后能够刺激穴位，调和气血，减轻耳部不适感，有助于预防感冒、缓解紧张性头痛、偏头痛等。

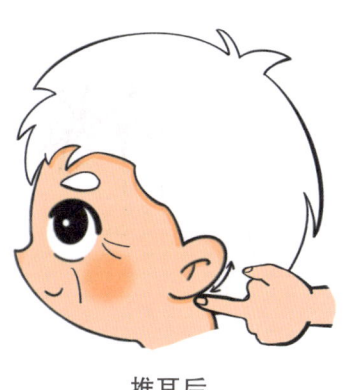

推耳后

四、按摩耳朵的注意事项

1. 按摩环境：老年人可以选择在一个安静、舒适及温暖的环境中进行耳部按摩。同时可以在按摩时播放一些轻柔的音乐，营造放松、舒缓的氛围，进而缓解紧张的情绪，提高按摩的效果。

2.按摩时间：耳朵与全身经脉息息相关，按摩后机体气血焕发，会出现出汗、微微发热、兴奋的表现。因此，按摩耳朵的时间不宜选在临睡前，以免影响睡眠。老年人每次耳部按摩时间不宜过长，应控制在15~20分钟。按摩时间过长会加重对耳朵的刺激。

3.按摩频率：按摩的频率应根据身体状况和耳部问题来确定。对于耳部健康的老年人，建议每天进行1~2次耳部按摩；对于有耳部疾病的老年人，应在咨询专业医生后酌情进行。

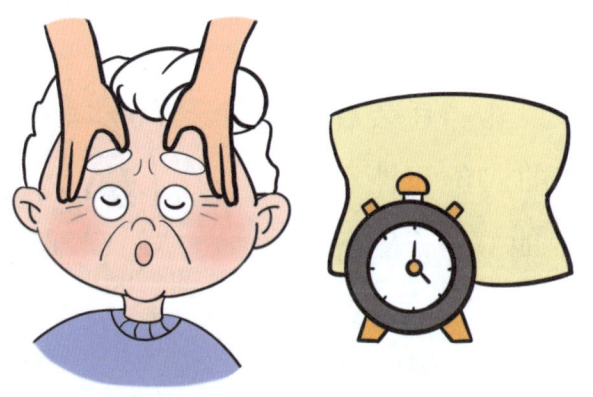

4.按摩力度：由于老年人耳朵周围皮肤较为脆弱，按摩前应修剪好指甲或者涂抹护手霜或护手油等，以润滑保护耳周皮肤。按摩过程中，要保证力量适中，手法不宜过重，避免力度过大造成耳部皮肤损失。不同的按摩手法和穴位需要不同的力度。按揉耳穴时，力度可以稍轻，以按摩穴位产生酸、麻、胀、痛的感觉为宜；而提拉耳垂时，可以根据老年人的耳垂韧性适当调整力度，但力度也不宜过大。

5.按摩工具：老年人可以使用专门的耳穴按摩棒，其头部通常较小且圆润，可以更精准地按压耳穴。将按摩棒的头部对准穴位，轻轻按压并进行小幅度的旋转，每个穴位刺激30～60秒。按摩棒可以使按揉的力度更加均匀和稳定，尤其适合较为敏感的老年人。

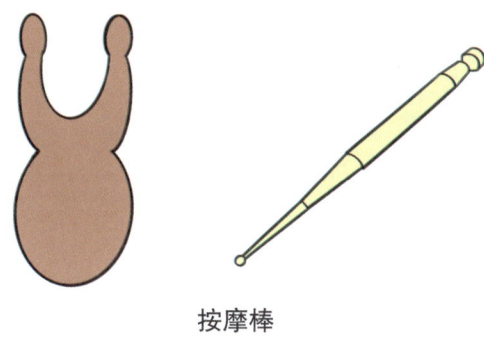

按摩棒

6.特殊情况的处理：如果老年人正处于耳部疾病的急性期如外耳道炎、中耳炎等，或耳朵有伤口、出血或者感染时，应避免按摩耳朵，以免加重疾病；按摩过程中出现疼痛、耳鸣等症状时应立即停止按摩。

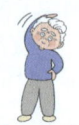

鼻——让"呼吸卫士"更顺畅

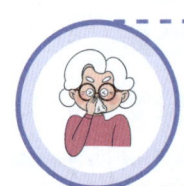

鼻子,这个位于我们面部中央的小小器官,不仅影响我们的外貌,也是我们呼吸系统的"守门员"。鼻子就像一个精密的空气处理系统,让我们一起来了解它的构造吧。了解鼻子的结构,有助于我们更好地保护这个重要的器官。此外,鼻子还参与发音,能产生共鸣,让我们的声音更加悦耳动听。

认识"守门员"的大作用

鼻子可以说是我们的颜值代表,我们通常所说的鼻子,是医学上的"外鼻"。外鼻是颜值组成的代表之一。我们肉眼可见的部分,由鼻骨和软骨支撑,表面覆盖皮肤。外鼻的形状因人而异,形成了每个人独特的面部特征。

除了外鼻、小小的鼻子还有鼻腔、鼻窦、嗅觉区、血管和腺体等重要结构。

一、鼻子里面的精巧构造

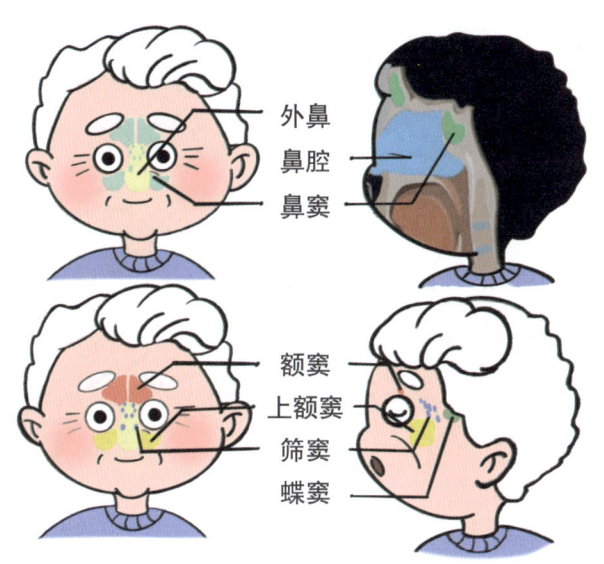

1.鼻腔：外鼻内部的空间，被鼻中隔分成左右两个腔室。鼻腔内壁覆盖着黏膜，上面有许多细小的鼻毛。鼻毛和黏液能过滤空气中的灰尘和细菌。

2.鼻窦：位于鼻腔周围的空腔，与鼻腔相通。主要有额窦、筛窦、上颌窦和蝶窦四对。

3.嗅觉区：位于鼻腔顶部，含有嗅觉细胞，能感知周围环境的气味。

4.血管和腺体：鼻腔黏膜下有丰富的血管网和腺体，血管能温暖吸入的冷空气，腺体分泌的黏液能湿润干燥的空气。

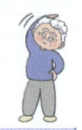

二、小鼻子，大作用

1. 呼吸

鼻子是呼吸道起始的位置，鼻腔是呼吸道的大门。

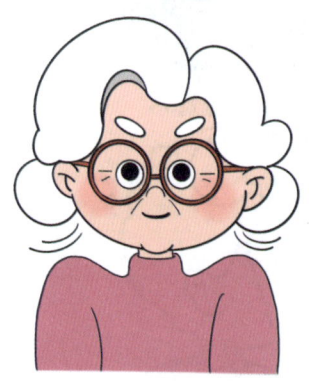

2. 嗅觉

我们的鼻子一分钟可以分辨一万多种不同的气味。

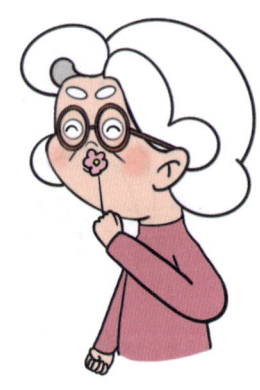

3. 保护和减震

通过打喷嚏排出吸入鼻腔的异物和刺激性气体。另外，鼻窦是含气的腔，能减轻颅骨重量，对脑部有一定的缓冲保护作用。

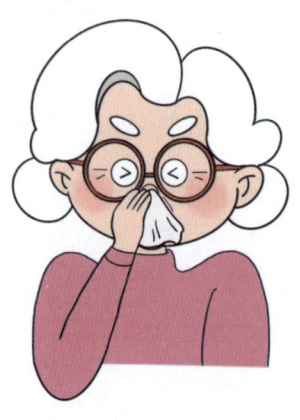

4. 共鸣

说话时声音经过鼻腔产生共鸣，让我们的声音更加洪亮、悦耳动听。

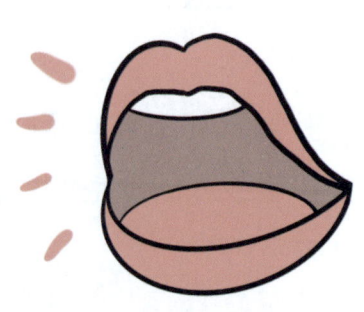

清洁和用药，居家巧应对

一、鼻子清洁有方法

鼻腔里普通的分泌物不需要天天清理，鼻毛自身有一定自洁能力。

1. 掌握正确擤鼻涕的方法

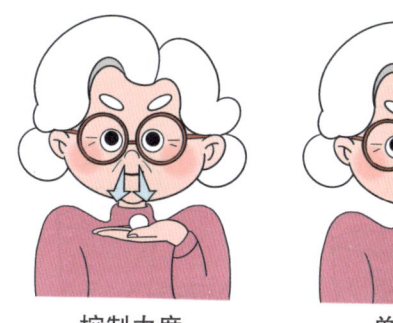

控制力度　　　　单手擤鼻

2. 鼻腔冲洗

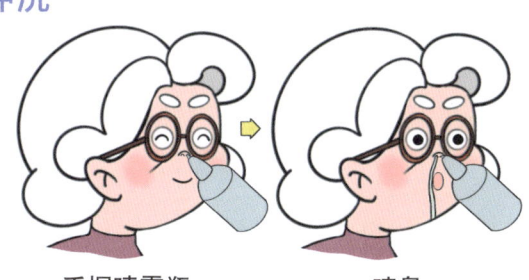

手握喷雾瓶　　　　喷鼻

手握盐水喷雾，头微微前倾15°，右手喷左侧鼻，左手喷右侧鼻，喷头伸进鼻腔约0.5厘米，喷头朝向鼻腔外侧壁方向，喷鼻后轻轻擤出鼻腔分泌物及盐水即可（一个鼻孔一个鼻孔地擤，以不引起耳朵疼痛的力度为宜）。

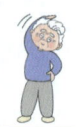

> **注意**
>
> （1）一定不要自己用自来水或者普通食盐来调配鼻冲洗液体，需使用蒸馏水、无菌用水或者经过煮沸的凉开水。
>
> （2）自来水或自制盐水内含细菌，会增加感染概率，并且自制盐水可能浓度过高，会损伤鼻黏膜和鼻纤毛。

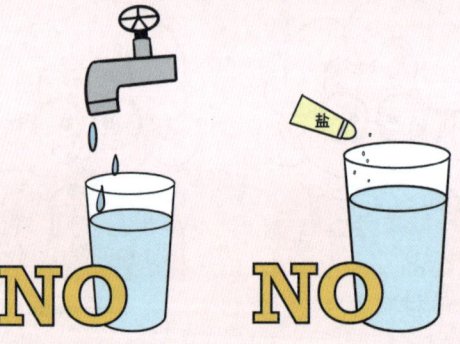

二、纠正不良习惯

抠鼻子、挖鼻孔的不良习惯要纠正，不然危害很大。

1.引起感染：人的手指上有大量细菌，用手指抠鼻子可能会使细菌进入鼻腔内，引起鼻腔内部感染。

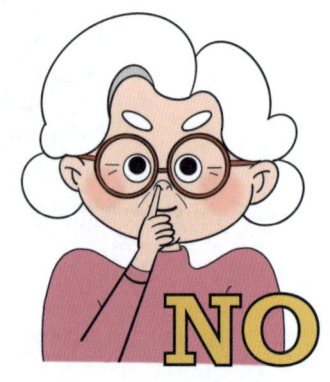

不要抠鼻

2.造成鼻毛损伤：用力抠鼻子，可能会对鼻毛造成损伤，引起鼻毛的脱落，导致外界有害物质可能会进入到鼻腔之内。

3.引发鼻出血：鼻腔黏膜是较为柔软脆弱的，且血供丰富，如果用力抠鼻子，可能会引发鼻出血。

三、怎样使用滴鼻剂

1.头向后仰，如治疗上颌窦、颌窦炎时，取头后仰并向患侧倾斜。

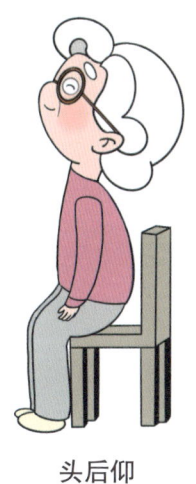

头后仰

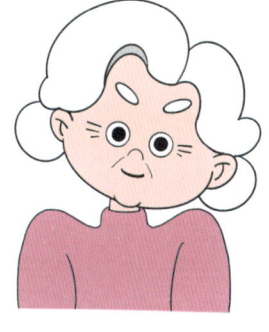

向患侧倾斜

2.清洁鼻部，将鼻涕分泌物排出，并擦拭干净。

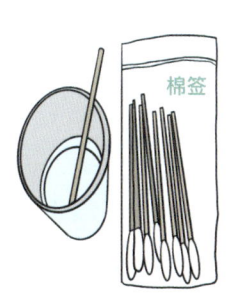

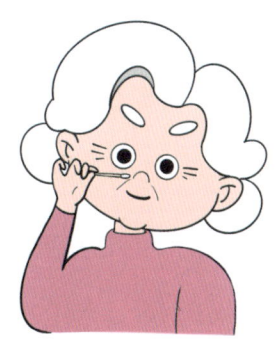

清洁

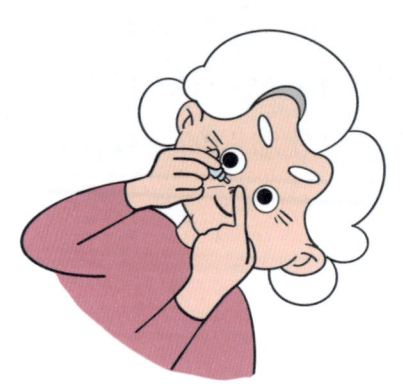

滴入药液

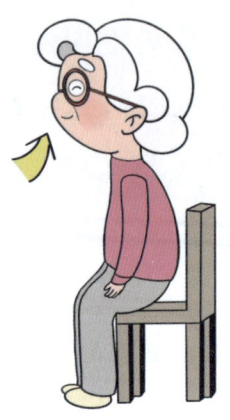

吸气

3.一手轻轻推鼻尖,充分显露鼻腔,另一手持滴管距鼻孔约2厘米处滴入药液,每侧2~3滴。

4.滴完药后,用鼻吸气2~3次。

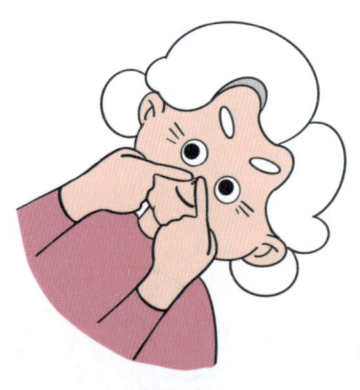

按揉鼻翼

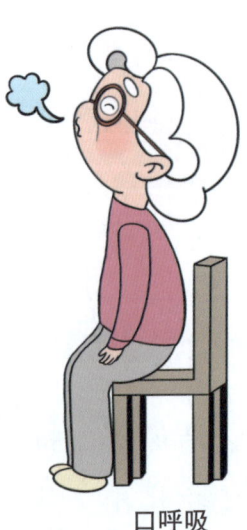

口呼吸

5.轻揉鼻翼,轻轻按揉鼻翼两侧,使药液均匀分布于鼻翼两侧。

6.改成口呼吸,保持原体位3~5分钟。

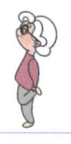

7. 改成低头姿势。

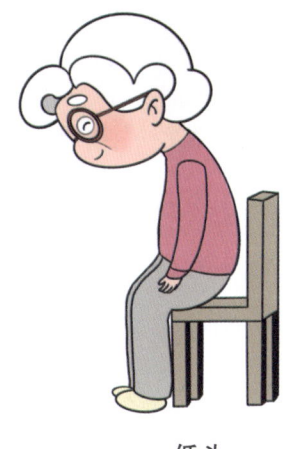

低头

8. 多余药液经鼻流出,吐出口腔内药液并漱口。

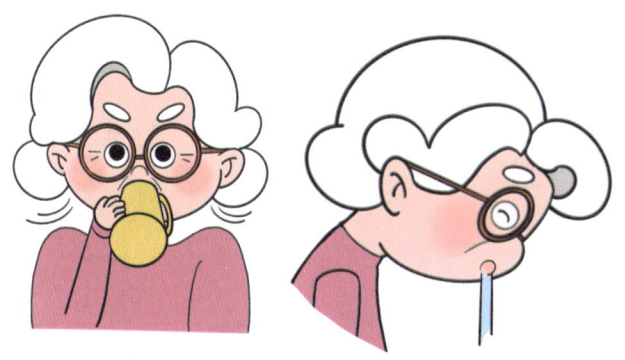

清除多余药液

9. 如需双侧滴鼻,换另一鼻孔重复上述步骤。

10. 滴完药液后,15分钟内尽量不要擤鼻涕。

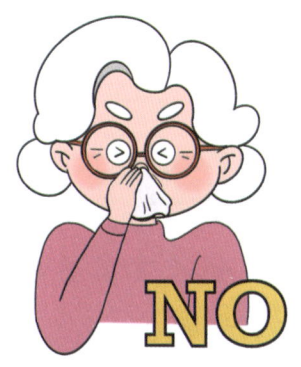

15分钟内不要擤鼻涕

四、怎样用喷鼻剂

1. 清洁鼻腔，擤出鼻涕。

2. 摇匀药液，打开瓶盖，初次使用时，食指与中指放在瓶肩，大拇指放在瓶底，药瓶上举，向空气中喷压药液数次以获得均匀喷雾。

3. 取坐位，头部稍向前倾，喷嘴垂直向上；另一手需按住对侧鼻孔；快速喷压药液，同时用鼻吸气2~3次，喷药结束后改口呼气，使药物最大限度布满鼻腔。每侧鼻孔1~3喷。

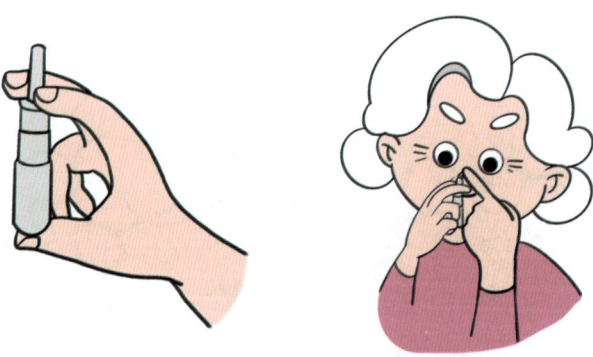

使用喷鼻剂

> **注意**
>
> 1. 喷鼻时，将喷嘴少许插入鼻孔，远离鼻中隔，略朝外侧眼角，以免接触黏膜而污染药液或损伤黏膜。
> 2. 喷完药液后，15分钟内尽量不要擤鼻涕。
> 3. 如果喷雾器停用14天以上，则应在以后使用时重复步骤2。

用好鼻饲管,延续生命之光

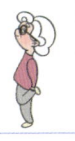

一、鼻饲管的护理和使用

1. 输注导管和营养液容器需每日更换。

2. 体位:在鼻饲时,协助病人取半卧位。

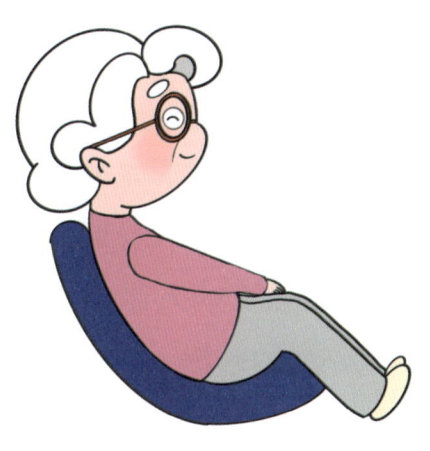

半卧位

3. 鼻饲前先用针筒抽吸一下,看是否有无色半透明或微混的胃液被抽出,检查是否有胃潴留。

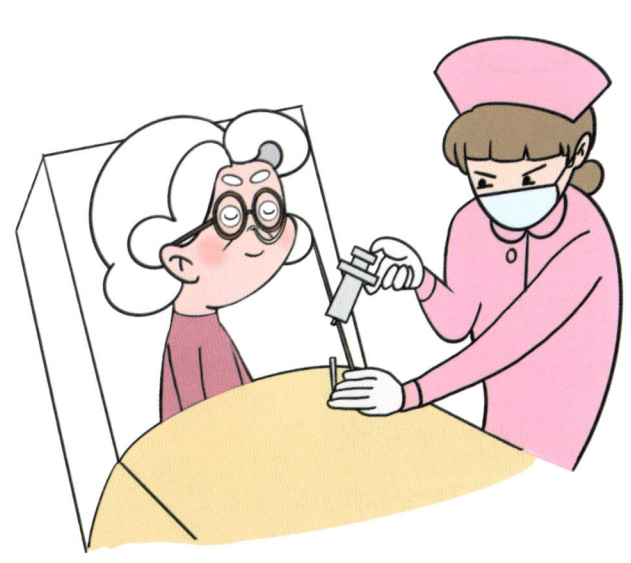

检查鼻饲管

4. 注射自己配置的鼻饲液时，鼻饲量每次不超过400毫升，间隔时间不少于2小时，温度37～40℃，可将鼻饲液滴在上肢前臂内侧试温，不感觉烫就可以。

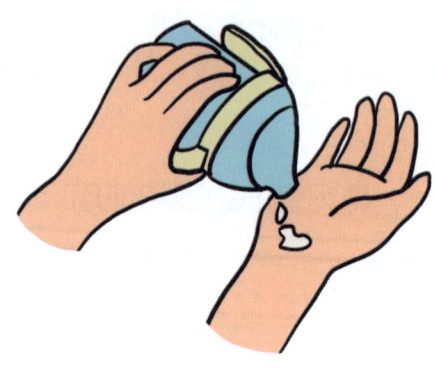

试温

5. 鼻饲后1个小时之内最好不要改变病人体位，不要搬动病人，否则容易导致恶心呕吐，造成反流、误吸等。

6. 喂药要先研碎，以温开水溶解后灌入胃内。

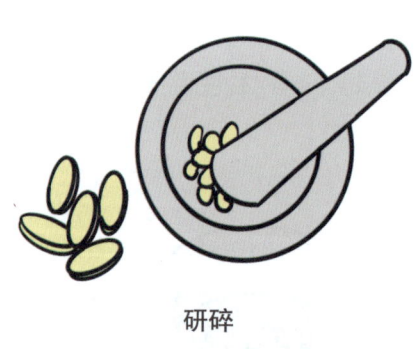

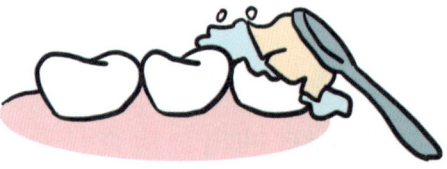

清洁口腔

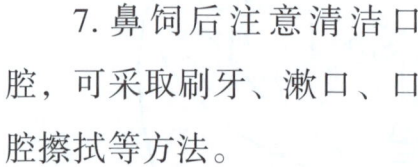

研碎

7. 鼻饲后注意清洁口腔，可采取刷牙、漱口、口腔擦拭等方法。

8. 一旦发现胃管有滑出，或是出现图中情况时，及时就医。

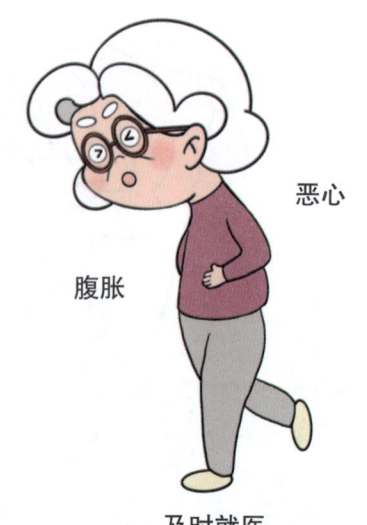

恶心

腹胀

及时就医

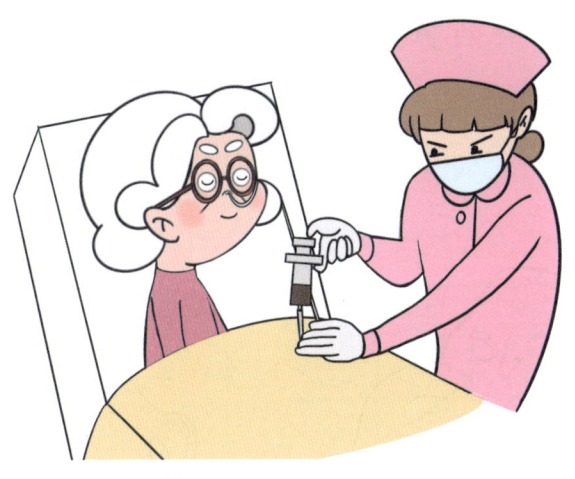

回抽胃管有咖啡色胃液

二、怎样固定鼻饲管

居家护理推荐采用人字形固定法。

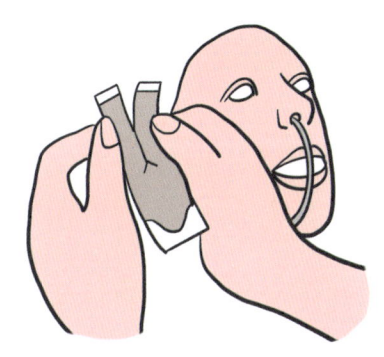

第一步：撕取胶带备用

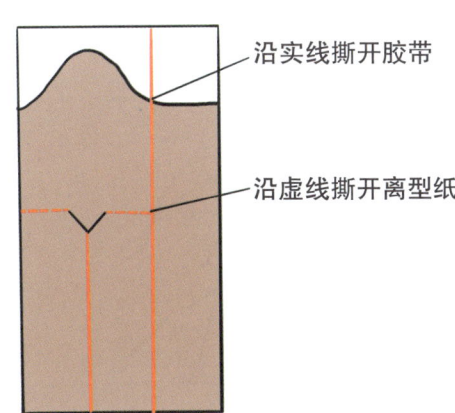

沿实线撕开胶带

沿虚线撕开离型纸

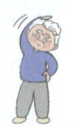

第二步：清洁鼻部皮肤，去除过多皮脂。

第三步：撕除人字形胶带上半部的离型纸，无张力地粘贴于鼻梁部位。

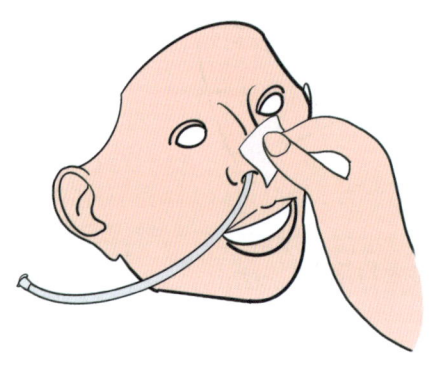

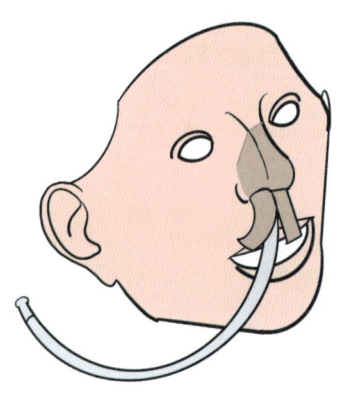

第四步：撕除一侧离型纸，在鼻翼处塑型后，由上至下缠绕导管，末端打小反折，便于移除。

第五步：另一侧同法固定，取一字型胶带在面颊部位做高举平台法二次固定胃管，保持导管自然弯曲。

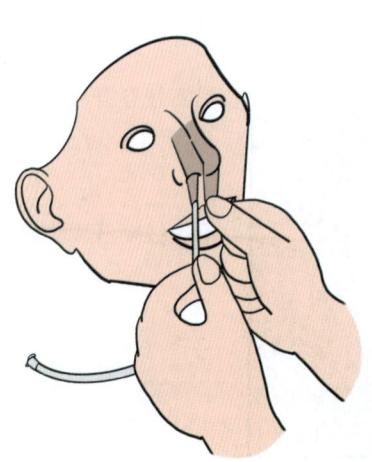

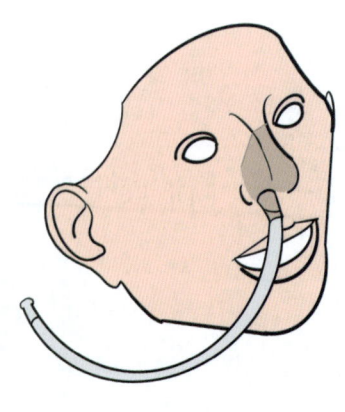

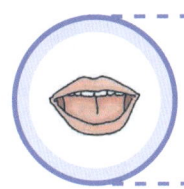 口——牙好才能吃得好

口腔就像身体的"第一道大门",保持它的健康,才能吃得好、笑得更自信!尤其对老年人来说,口腔健康问题不仅会影响他们的咀嚼功能和语言功能,还会对他们的身心健康与生活质量造成不利影响。因此,养成良好的口腔卫生习惯,正确进行口腔清洁护理,定期进行口腔检查和洁牙,以及尽早治疗口腔疾病,有助于维护老年人的口腔健康以及全身心的健康。

口腔清洁,给牙齿做"SPA"

一、清洁工具"小分队"

1. 软毛牙刷:像棉花一样柔软的刷毛,不伤牙龈,特别适合老年人。

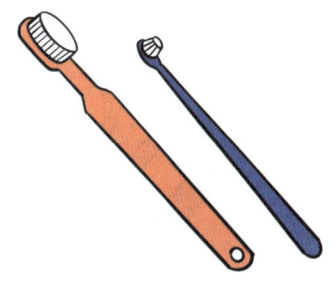

软毛刷

2.含氟牙膏：给牙齿穿上一层"防蛀铠甲"，减少龋病的发生。

3.牙线和牙缝刷：像小扫帚一样，清理牙缝里的食物残渣。

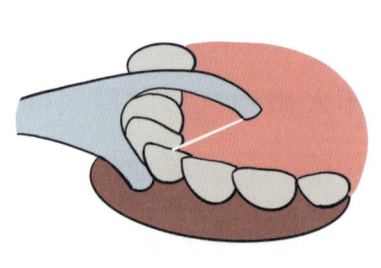

牙线

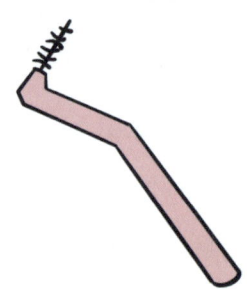

牙缝刷

4.海绵刷：牙龈容易出血？用它轻轻擦拭，像用海绵洗脸一样温和。

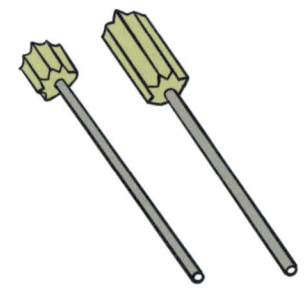

海绵刷

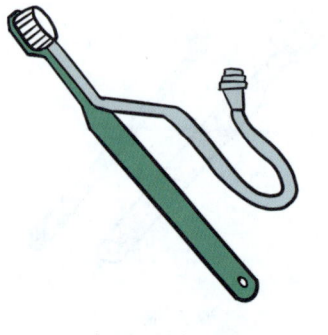

负压吸引牙刷

5.带吸引装置的牙刷：吞咽困难的长辈用它刷牙，不怕呛到。

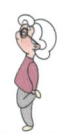

二、口腔清洁三部曲

1. 刷——巴氏刷牙法

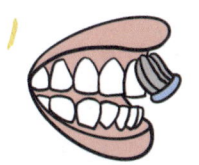
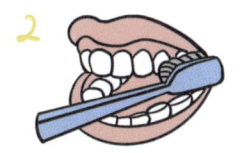
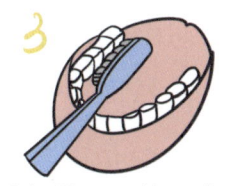

沿着牙龈以45°角放置牙刷，接触牙齿表面和牙龈

以2~3颗牙为一组水平颤动牙刷，再移动到下一组

重复第一、第二步动作，刷牙齿内侧面

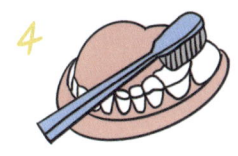
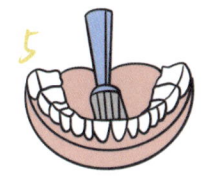
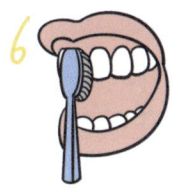

将牙刷靠在后牙的咬合表面上，进行前后刷动

在下前牙的后面，垂直倾斜牙刷，用刷头的前半部分进行上下刷动

在上前牙的表面，垂直倾斜牙刷，用牙刷的前半部分进行上下刷动

2. 通——牙缝大扫除

用牙线或牙缝刷，像穿针引线一样清理每个牙缝。

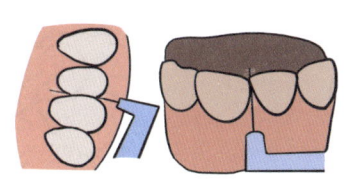
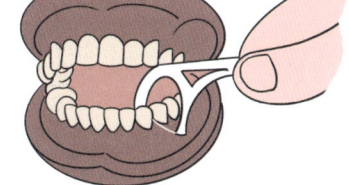

3. 冲——口腔淋浴

用冲牙器冲洗牙齿、牙缝和口腔黏膜，冲走"漏网之鱼"。

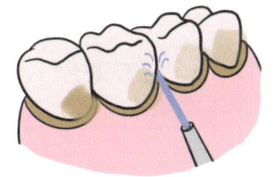

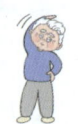

三、保持湿润，别让口腔"干旱"

当口腔内部干燥时，可以用保湿剂润润口腔，就像给嘴巴涂"润唇膏"，避免干裂出血。

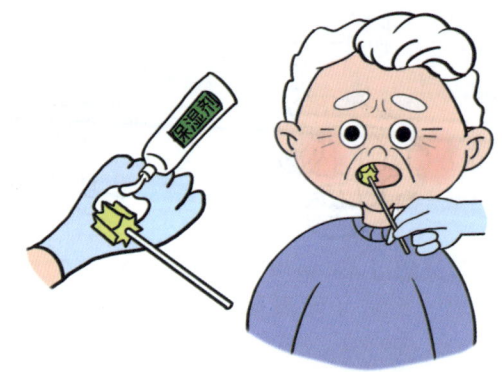

用保湿剂湿润口腔

四、正确使用漱口水

漱口水主要用于患有口腔黏膜疾病或牙周疾病的老人。建议在清洁口腔之后再使用漱口水，漱完不需要再用清水漱口，也别立即喝水、吃东西，让药效多留会儿。要根据医生的建议来选择漱口水的使用频率和每一次漱口的液量。

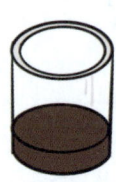

倒取漱口水 10~15 毫升
（小半瓶盖）

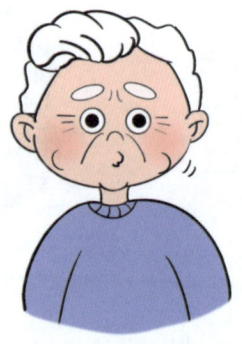

将漱口水含在嘴里鼓动两腮，利用漱口水反复冲洗口腔各个部位

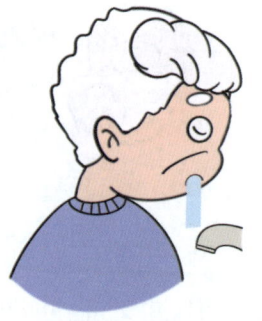

每次漱口 20~30 秒后吐出即可

五、防治口腔疾病

每年至少做 1 次口腔检查，发现龋病、牙周病等口腔疾病应及早治疗，缺牙时应及早修复。

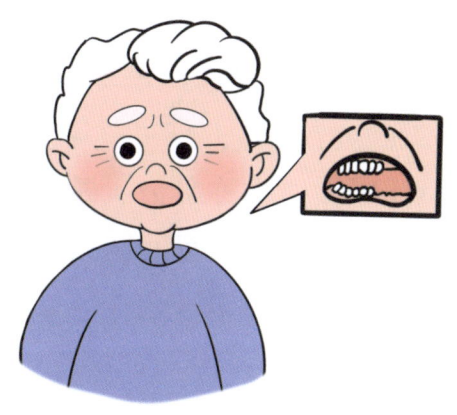

缺牙时及早修复

六、保持良好的饮食生活习惯

1. 戒烟戒酒，吃东西要细嚼慢咽。

2. 老年人应保持均衡饮食，多吃富含钙、磷、维生素等营养成分的食物，以保持牙齿和牙龈的健康。

3. 控制糖分摄入，尤其是容易粘牙的糖果和甜饮料，过多摄入糖分容易导致龋齿和牙周病。

4. 老年人可适当晒太阳或补充富含维生素 D 的食物，维生素 D 有助于钙的吸收和牙齿的健康。

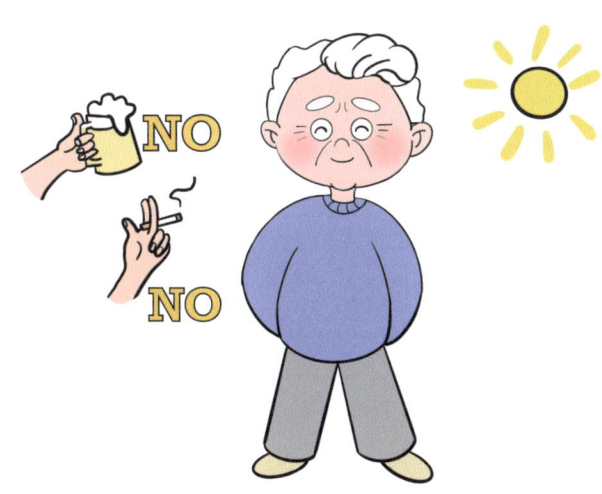

假牙护理,保卫"第二副牙齿"

假牙,又称义齿,是为弥补人类牙齿缺失而制作的修复体,起到替代缺失牙齿、恢复咀嚼功能的作用。根据修复方式来分,义齿主要分为三大类:活动义齿、固定义齿和种植义齿。

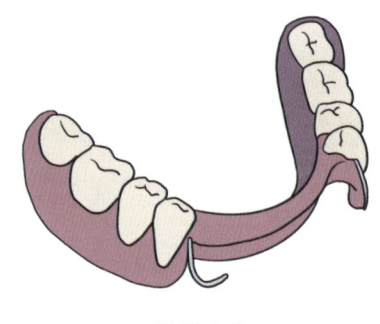

活动义齿

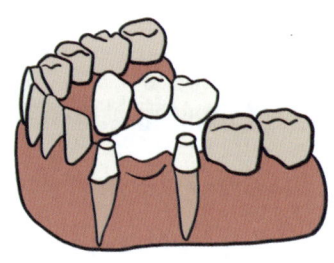

固定义齿

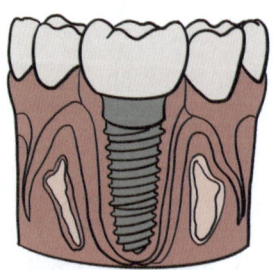

种植义齿

一、正确佩戴与摘取活动假牙

戴假牙就像穿鞋子,初次佩戴,可能觉得别扭,像新鞋磨脚,适应几天就好了。

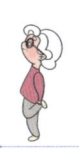

1. 戴：清洁口腔后，用手轻轻推入到位，确保与周围牙齿和组织密合。别用牙咬合就位（假牙不是核桃），以免损坏假牙，应用手戴就位后再咬合。

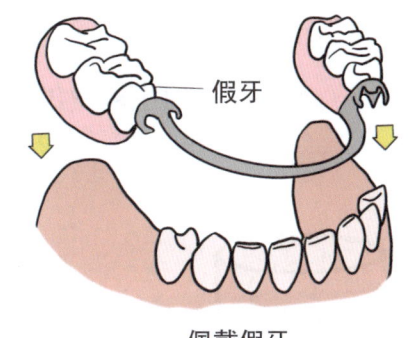

佩戴假牙

2. 摘：应一手轻轻拉动基托将假牙取下，上牙轻轻向外下方拉动，下牙轻轻向外上方拉动。上下牙均为假牙，先摘取上方，再摘取下方。请不要过度用力，或因不恰当的操作导致假牙损坏和口腔组织受伤。

3. 活动假牙可轻松摘取，而固定假牙则需由专业医生操作。

二、清洁假牙，给假牙洗个澡

1. 饭后立即洗：每次进食后应及时取下假牙，用流动水冲洗食物残渣。使用软毛牙刷蘸取适量牙膏，轻轻刷洗假牙的各个表面，注意清洁牙缝和凹槽的地方。刷洗完毕后，再用清水冲洗干净，并用干净的毛巾擦干或者用纸巾吸干水分。

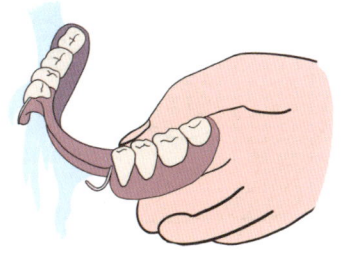

清洗假牙

2. 睡前泡个澡：睡前也应取下假牙，将清洁后的假牙浸泡在清水中或假牙清洁液中，这样既保证了假牙的清洁，又让口腔得到休息。

3. 禁忌：别用滚烫的开水、酒精或消毒水浸泡，否则假牙会"缩水"变形。

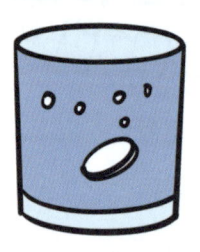  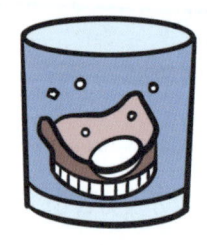 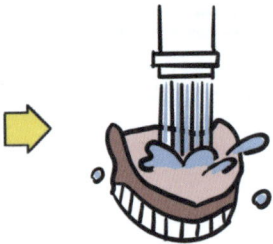

在水杯中加入约 40℃的温水（水面高度浸没假牙），放入一片清洁片　　将假牙放入水杯中，浸泡 5~30 分钟，如有顽固污渍则可以彻夜浸泡　　将清洁后的假牙取出，用清水彻底冲洗完毕再佩戴

三、假牙护理小贴士

1. 饮食选择：刚佩戴活动假牙时，先吃软烂的食物（如豆腐、粥），适应后再逐渐增加食物的硬度。

2. 禁忌食物：酸性食物（如酸溜溜的柠檬汁）、黏牙的食物（如糯米糍）容易腐蚀假牙或造成假牙脱落、损坏，假牙都怕它，要尽量避免食用。

3. 坚持佩戴：活动假牙要坚持每天佩戴，如果发现假牙有松动、磨损或压痛等问题，应及时到牙医处进行调整或修复。

4. 定期检查：每半年带假牙"体检"，医生会帮你调整。

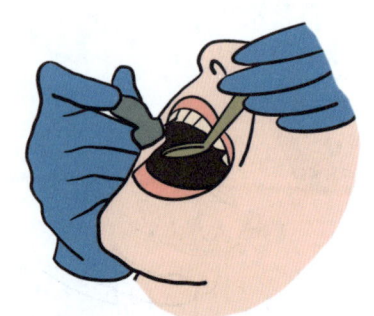

定期检查

简单锻炼，口腔也有"健身操"

一、准备动作

首先从深呼吸开始，一边把肩膀抬高一边慢慢地吸一口气，然后稍停一下，从嘴巴慢慢地呼——吐出气来（3次）。

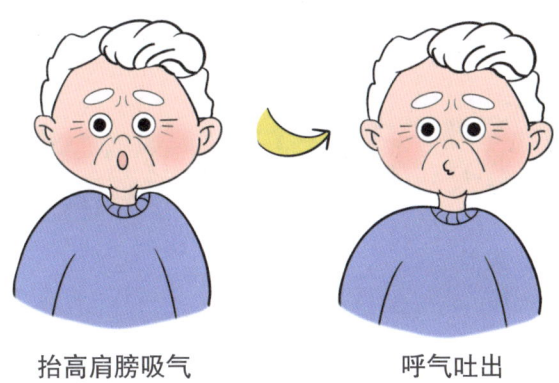

抬高肩膀吸气　　　　呼气吐出

二、脸颊吹气球（鼓腮）运动

1. 两边脸颊轮流鼓起：鼓起右脸→放松→鼓起左脸→放松（像金鱼吐泡泡）（2次）。

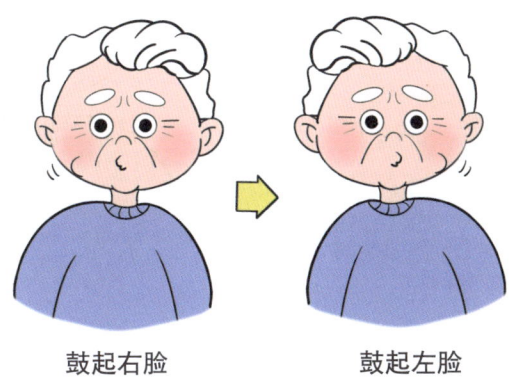

鼓起右脸　　　　鼓起左脸

2. 同时鼓起双脸，双手轻拍"放气"（"噗"——"噗"——）2次。

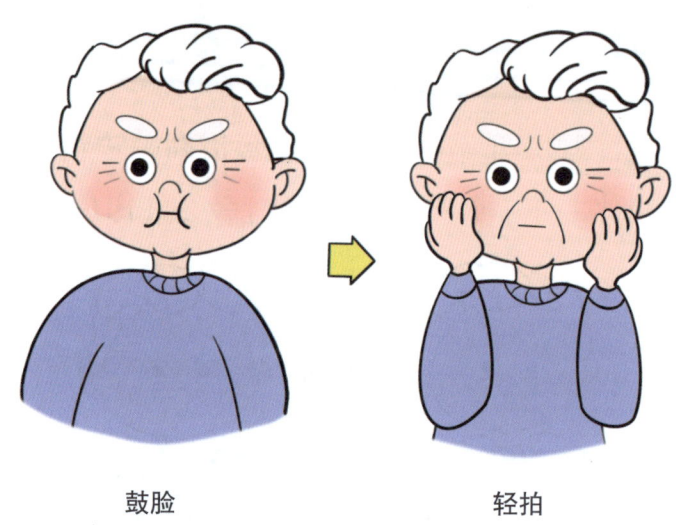

鼓脸　　　　　　　　轻拍

3. 把嘴巴用力嘟起来，然后说3次"wu"；把嘴角向两边拉，说3次"yi"；然后把脸朝上，说3次"yi"。

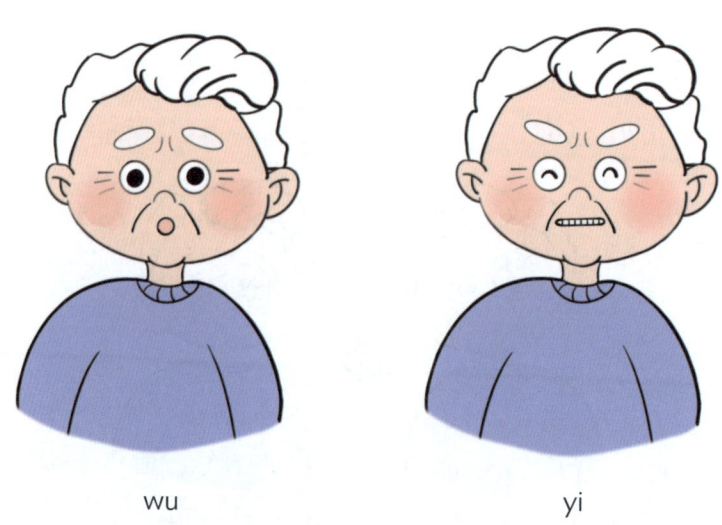

wu　　　　　　　　yi

三、颈部运动

1. 向左向右转动。将脸转向左边,转向前方,转向右边,再转回前方(2次)。

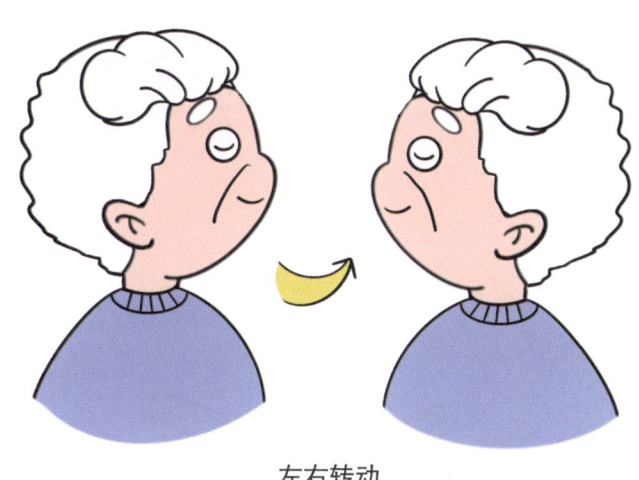

左右转动

2. 颈部倾斜运动,颈部先往左边倾,回正,再向右边倾,回正(2次)。

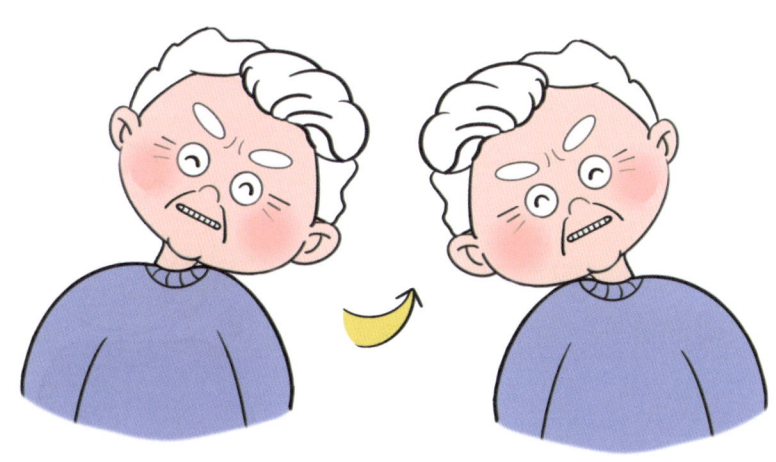

左右倾斜

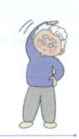

3. 颈部往下,回正,颈部后仰,回正(2次)。

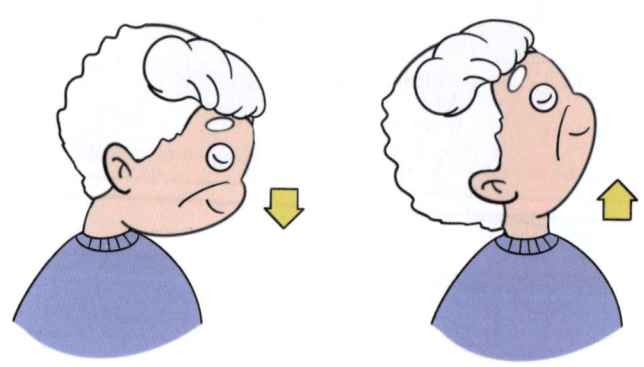

上下运动

4. 转动脖子。头低下向左逆时针转一圈,再慢慢向右顺时针转一圈(2次)。

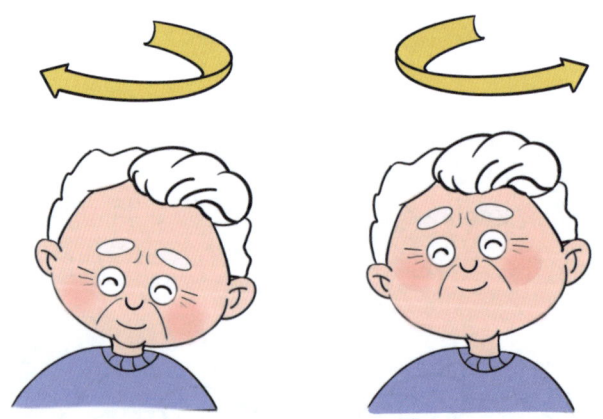

左右转动

5. 肩膀运动。慢慢地抬起肩膀,然后瞬间降下(2次)。

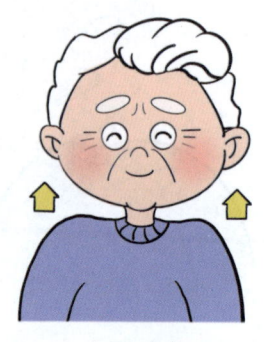

上下动肩

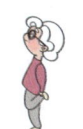

四、唾液腺按摩

这种按摩可增进老年人唾液分泌,防止口腔干燥。每次饭前记得做一遍哦!

1. 腮腺:在上后牙的附近,用手掌画着圆按摩(逆时针)。

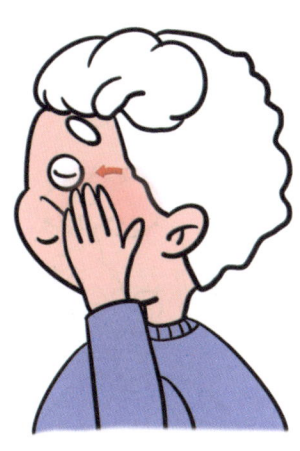

按摩腮腺

2. 颌下腺:位于下颌骨的内侧,从耳朵下方到下巴下方用大拇指轻轻地点压。

3. 舌下腺:位于下巴的正下方,用大拇指向上按压。

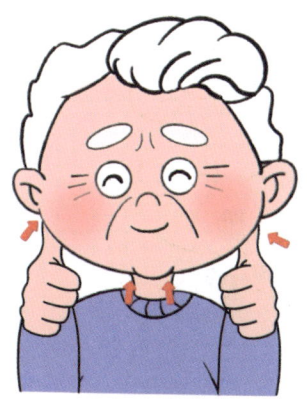

按摩颌下腺

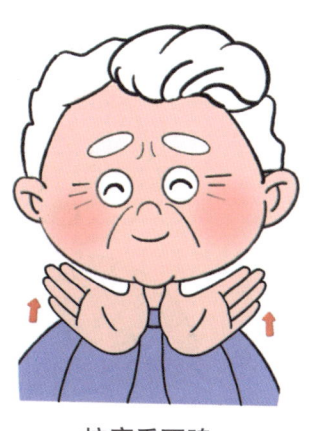

按摩舌下腺

五、舌头运动

舌头运动可以锻炼口舌运动的力量和灵活性,让舌头快速的伸缩与卷曲,训练舌与软腭的协调性,改善老年人的吞咽功能。

1. 把舌头使劲伸出去,再缩回来(像蜥蜴捕食)。做3次。

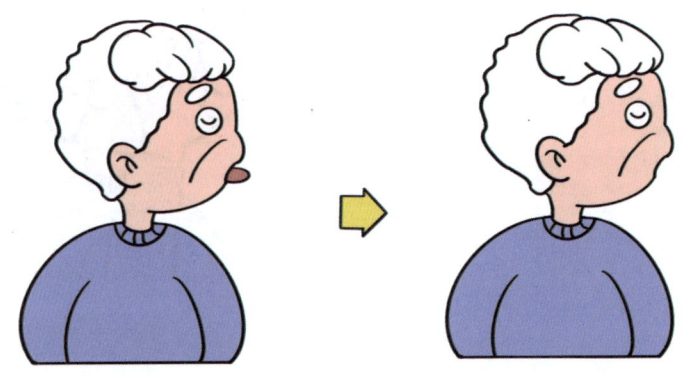

伸缩舌头

2. 舌头向左右伸展摆动,先向左摆动,还原,再向右摆动,还原。做3次。

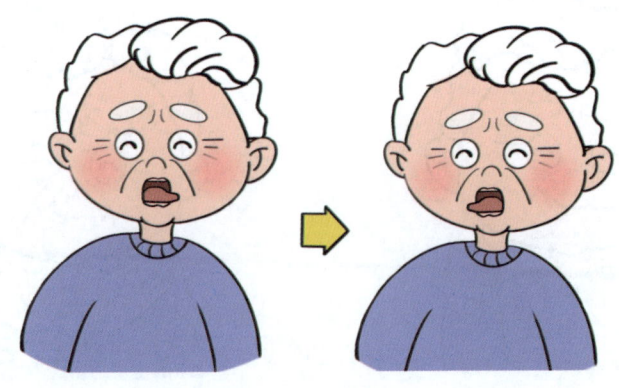

伸展摆动舌头

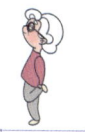

3.用舌头绕嘴唇画圈圈,从左边开始顺时针慢慢绕圈,再来反方向往右逆时针慢慢绕圈。做 3 次。

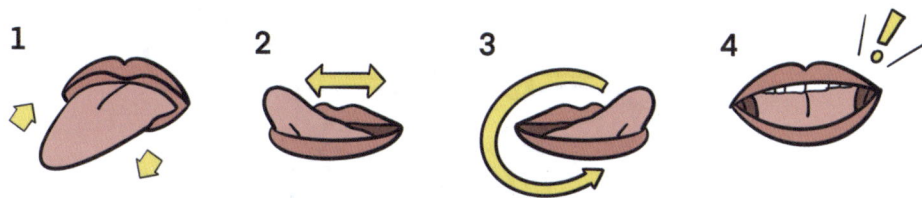

六、发音练习

以下练习各做 5 次。

1."pa pa pa":紧闭嘴唇爆破发音,锻炼嘴唇肌肉,防漏食。

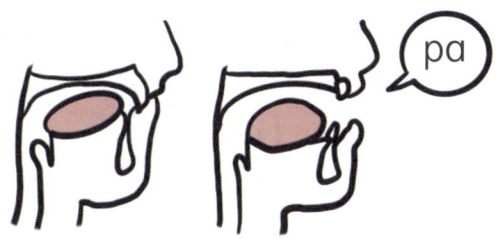

2."ta ta ta":舌前端先顶住上颚再用力发音,能增强舌头碾碎食物的力量。

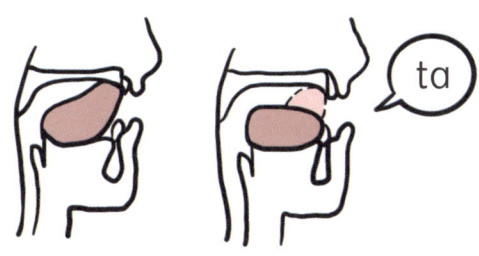

3. "ka ka ka"：先收紧喉咙后爆破发音，能增强把食物顺利送入食道的力量。

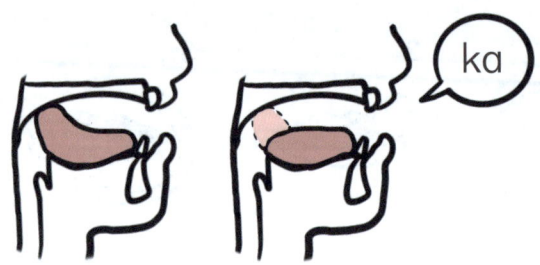

4. "la la la"：舌尖先顶住上颚再用力弹出，能增强舌头收拢食物的力量。

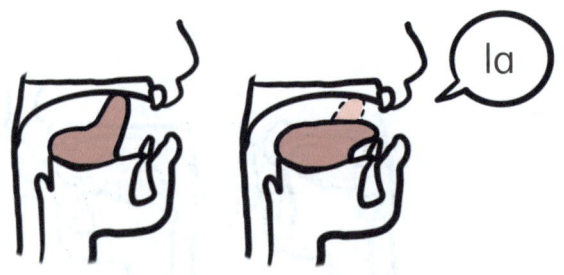

5. "pa ta la ka"：上述发音连起来，能同时锻炼到口腔不同部位的肌肉。

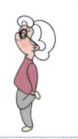

从头开始 用心养护

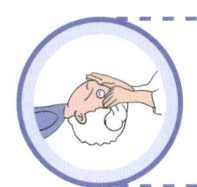

头皮——健康整洁 焕发活力

清洁干净的面部和外观美丽、整洁的头发与健康、自尊及自信密切相关。因此，人要经常清洁面部和头发，保持面部干净，头发整齐健康，防止细菌感染或寄生虫滋生。但是老年人由于身体各功能的退化，活动能力下降，可能无法保持头面部的清洁状态，照护人员应当协助老年人做好头面部的清洁，促进头面部的血液循环，减少并发症，维持健康清爽的形象，提高他们的生活质量。

床上洗头，卧床老人也能享受

洗头虽然是我们日常生活中很平常的事情，但卧床老人却不能独立完成。在日常生活中，家属或照护人员应协助老人完成头发清洁护理。头发清洁护理不仅可以清除头皮屑和灰尘，保持头发清洁，减少感染机会，同时还可以促进血液循环和头发生长和代谢。

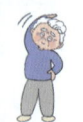

一、梳头

经常给老人梳头，能够去除头皮屑和污秽，保持头发清洁，减少感染机会。同时梳头能够给卧床老人按摩头部，刺激头部穴位，促进血液循环，增加上皮细胞营养，促进头发生长和代谢。维护老人自尊，增加老人自信。

1. 用物准备

毛巾、梳子、皮筋（女性老人）。

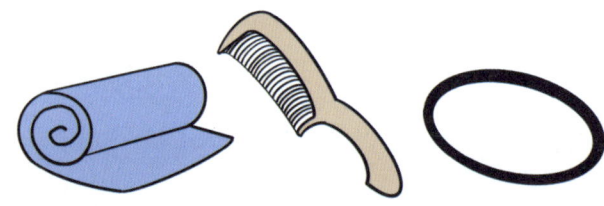

2. 姿势准备

毛巾铺于枕头上，老人侧头。

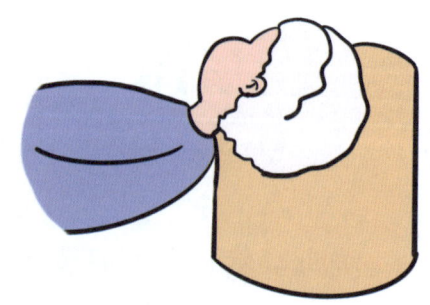

3. 理顺头发

手握老人头发，轻轻梳到发梢，如遇到头发打结不易梳理时，应沿发梢至发根方向梳理。可将头发绕在手指上，并用清水湿润打结处，再慢慢梳理开，避免过度牵拉。

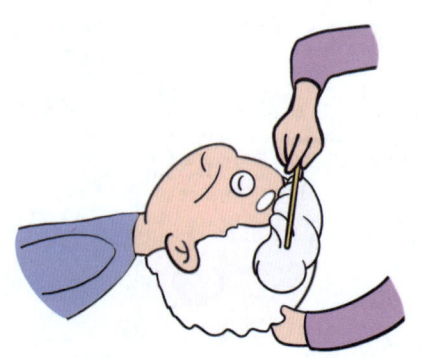

二、床上洗头

1. 用物准备

基础护理车、速干手消毒液、电吹风、洗头盆、盛水桶、量杯、清洁手套、干毛巾、护理垫、中单、纱布、棉球、医用胶带、固定夹、合适的洗头液、梳子。

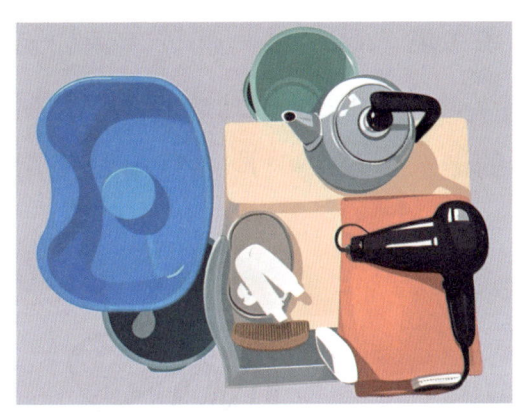

2. 洗头前

准备好用物，进行床单元准备，将床单元放平，使老人处于仰卧位，卸下床头栏（若床头栏可卸的话），在家则使老人头部前方无遮挡；准备43～45℃温水一桶。

将准备好的物品摆放于方便操作的位置。

3. 洗头

（1）将枕头垫于老人肩部，铺中单，中单上放置护理垫，取干毛巾围于老人颈部，将污水盆放于老人床旁另一侧，取床上洗头盆，床上洗头盆管置于污水盆中，洗头盆枕于老人头部。

（2）洗手，戴清洁手套，取干棉球置于老人双耳内（避免有水进入），取纱布块盖于老人眼部固定，测试水温。

（3）取温水湿润老人头发，保持水温43~45℃，在清洗过程中要注意勿将水倒入老人耳朵内或者眼睛里面，根据老人头部皮肤的情况，选择合适的洗头液，评估老人头部无伤口，可以使用洗发水清洁；将洗发水均匀地涂抹于老人头部，从老人前额至老人枕部进行揉搓，揉搓完毕可以用指腹为老人按摩头皮，方向由发际到头顶部，（若为神经外科术后有手术缺口的老人，洗头时应注意不可使用洗发水，只能用清水进行清洗）。

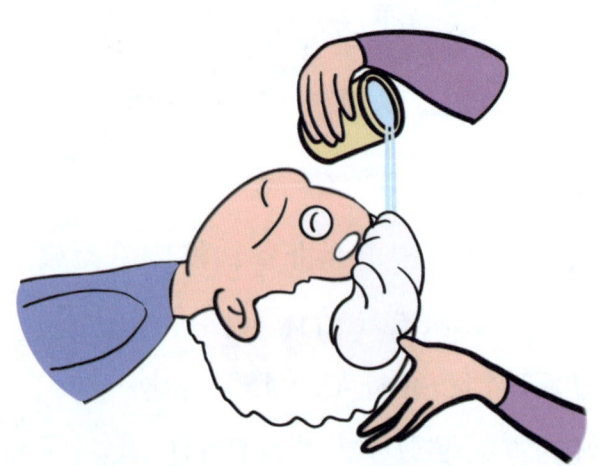

（4）揉搓完毕取清水进行冲洗，直至冲洗干净。

（5）清洗完毕，取下老人颈部干毛巾，擦干头发水分，擦干后将毛巾包裹于老人头部，取下洗头盆，整理中单及护理垫，头发比较短的老人可以用毛巾将头发擦干，必要时使用电吹风将头发吹干，头发擦干后将枕头重新置于老人头颈部。

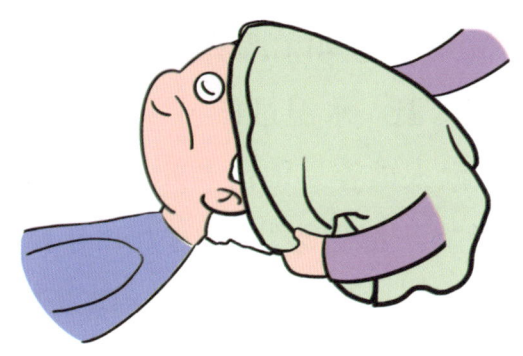

（6）脱手套，取下老人眼部纱布及耳部棉球，安置好老人，为老人取合适体位。

（7）散开老人头发，用梳子梳顺，电吹风吹干，梳成老年人习惯的发型。整理用物。

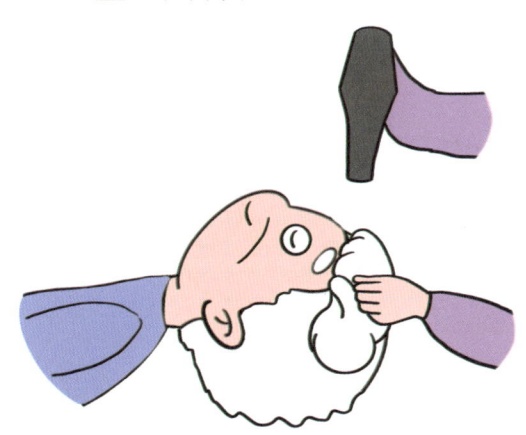

三、注意事项

1.次数要适宜：洗头频率因人而异，以头发不油腻不干燥为度，建议一周一次。对于皮脂分泌旺盛的老人，酌情增加洗头次数,一周最多不超过两次。

2. 水温要适宜:老人头皮对温度的刺激比较敏感,一般水温略高于体温不超过40℃为宜,建议家中常备一个水温计,洗头前测量水温。水温过低,可能会导致头痛、头晕,使老人受凉。水温太烫容易烫伤老人。

3. 体位要适宜:根据老人的体力和年龄选择洗头的体位。对居家卧床老人,首选床上洗头;若身体状况较好的老人,也可协助老人坐于床旁椅上进行床边洗头。洗头时应确保老人安全,以舒适为主。

4. 不宜用指甲挠头皮:正确的做法是用指腹轻轻地按摩头皮3~5分钟即可。

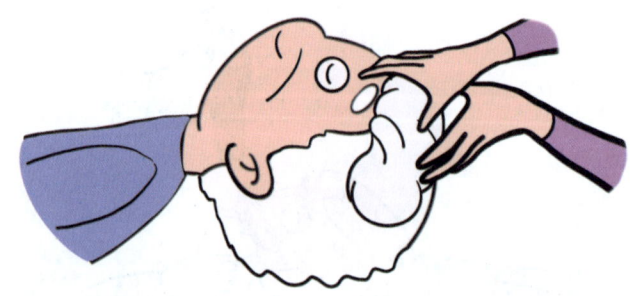

5. 不宜头发未干透就睡觉:正确的做法是头洗好后,先用干发巾把头发上多余的水分迅速擦干,再用吹风机把头发吹干。

6. 洗头的时间不宜过早,也不宜过晚:洗头最好选在白天温度稳定的时间,或是晚饭后的休息时间。

头皮按摩，促进血液循环

头皮上分布着许多经络和神经末梢，按摩头皮能够疏经活络、松弛神经，使老人感觉舒适并且心情愉快。需要引起注意的是，按摩的部位应是头皮，而不是头发，让手指触及头皮，按摩时切勿用力过大以免抓破头皮。头皮如果有破裂或炎症时，不可以做头皮按摩，以避免病情加重。

1. 把双手指尖放在老人耳后发际线处，指腹以最小幅度轻抓头皮并向上移动，直至头顶。

2. 指尖放在老人耳前的发际上，利用指尖画圆圈直至头顶。

3. 指尖放在老人枕部（后脑勺），再从顶部中央的发际向上慢慢移动，直至头顶。

4. 把整个手掌包覆老人枕部，从两侧移到耳前部位，向上按摩到前额中央，再从前向后到头顶。

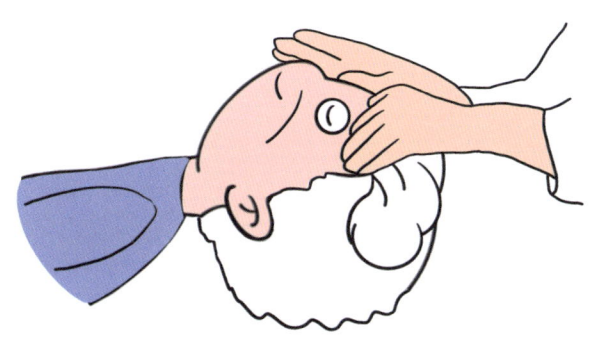

护好颈项　通达呼吸

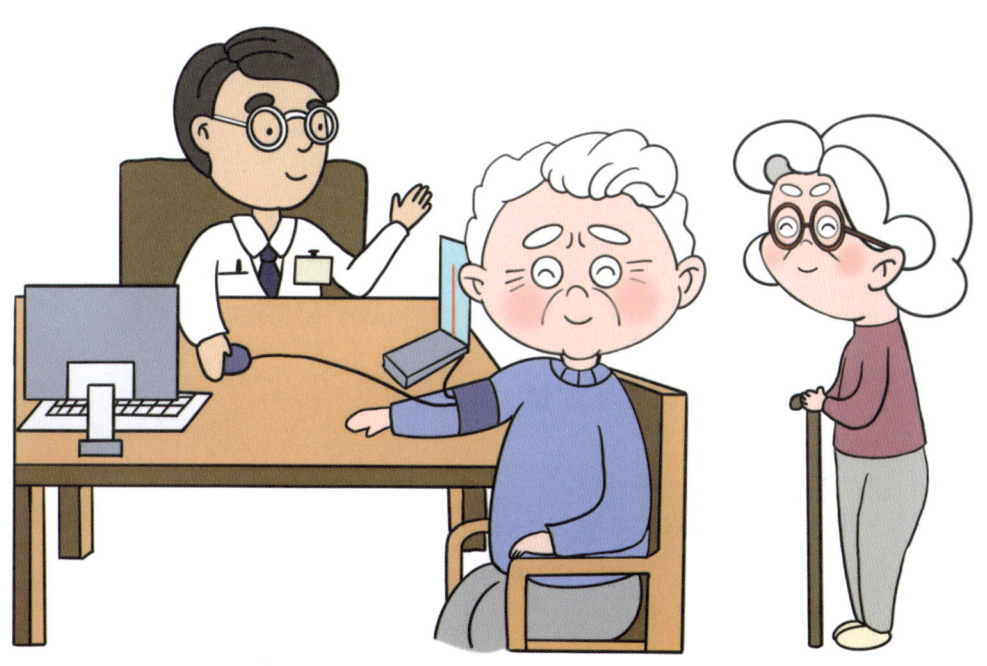

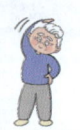

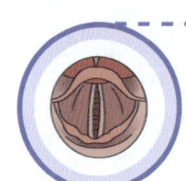 # 喉——顺畅吞咽 清亮声音

咽喉是人体非常重要的一个部位，作为人体呼吸和发声的重要器官，任何喉部疾病都可能导致呼吸困难、吞咽障碍、发音障碍等症状，严重影响老人的生活质量。因此，有效的喉部护理对于维护老年人的健康至关重要。

饮食训练，应对吞咽困难

一、安全进食不呛咳

1. 进食环境

（1）环境清洁、卫生。

（2）无异味。

（3）无不良影视图像干扰。

（4）安静、无噪音干扰。

2. 进食姿势

（1）坐位：坐正直、上身稍前倾，老人的头略低，下颌微向前。

（2）卧位：抬高床头30~50°，老人的头转向一侧（喂食者侧）或将后背垫起呈坐位姿势。

3. 膳食种类

（1）油类25~30克（0.5~0.6两），盐6克。

（2）奶类及奶制品300克（6两），大豆类及坚果30~50克（0.6~1两）。

（3）畜禽肉类50~70克（1~1.4两），鱼虾类50~100克（1~2两），蛋类25~50克（0.5~1两）。

（4）蔬菜类300~500克（6两~1斤），水果类200~400克（4~8两）。

（5）谷类、薯类及杂豆250~400克（5~8两），水1 200毫升。

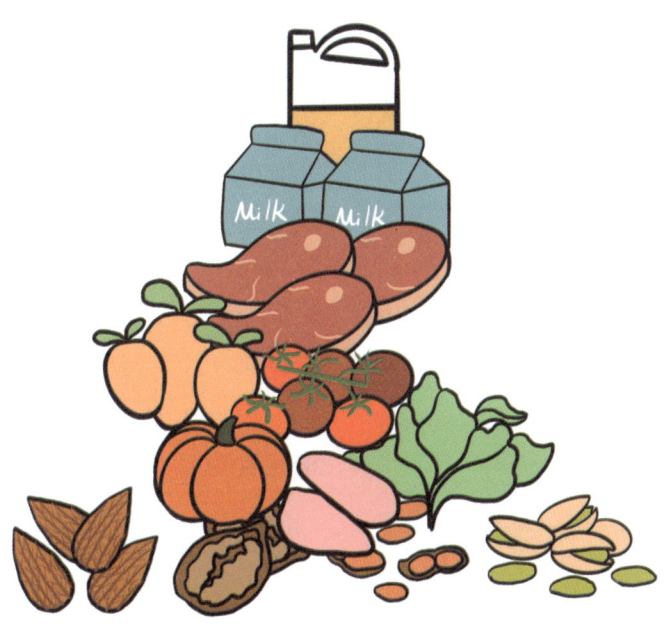

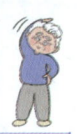

老人膳食原则

	适用范围	膳食原则
普食	消化功能正常,无发热,无特殊饮食需要的老人	1. 营养均衡合理。品种丰富,鲜美、适口,易消化 2. 忌辛辣、油炸、胀气,难消化食物
软食	咀嚼能力差或正常,胃肠功能差,低热,消化不良及恢复期的老人	1. 同普食原则 2. 食物细、软、酥,易消化 3. 忌粗纤维食物
碎食	无咀嚼能力的老人	1. 同软食原则 2. 将熟食剁碎加工为又细又软的食物
半流质	发热,不能咀嚼或吞咽大块食物,病情较重,体虚,消化能力差的老人	1. 食物细、软,易消化,呈半流状 2. 营养均衡 3. 忌辛辣、粗纤维、胀气食物
流质	高热,急性肠胃炎,吞咽困难,急性病期,昏迷的老人	1. 易消化,利吞咽,呈液体状 2. 完全无刺激,无固体渣屑,忌粗纤维食物 3. 少吃多餐,5～6次/日 4. 热量及营养不足,不宜长期食用
特饮	无咀嚼能力和吞咽困难的老人	细腻,无块状物,营养均衡,呈糊状
个案	个人爱好与习惯,依个人需求	根据老人需求,无刺激性,易消化食物

4. 食物的选择

（1）密度均匀。

（2）有适当黏性而不易松散。

（3）易变形，以利于通过口腔和咽部。

（4）不易在黏膜上残留。

（5）以偏凉食物为宜。

食物形态的选择

级别	描述	举例
1	稀薄液体	茶、橙汁
2	蜜汁样液体	奶油汤、番茄汁
3	蜂浆样液体	开水冲的藕粉
4	布丁样液体、胶状食物	米糊、果泥
5	不需要反复咀嚼的食物	肉糜
6	需要反复咀嚼的糯性整块软食	糯米蒸糕、馄饨皮
7	需要反复咀嚼的松散块状食物	米饭、松糕、馒头、面包
8	多种性质混合的食物	普食

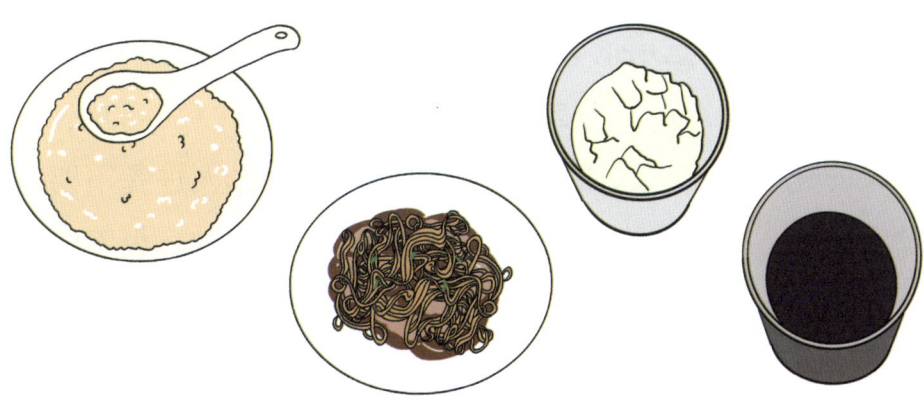

5. 掌握一口量

（1）从少（约5毫升）到多开始，循序进行，根据病人进食、咀嚼、吞咽的速度调整进食速度，必须吞完一口才可进行下一次摄食，防止呛咳、误咽，且给予充分的时间休息。

（2）过多：食物很难通过咽喉，残留会加大误咽的危险。

（3）过少：难以诱发吞咽反射，容易发生误咽。

6. 进食工具的选择

（1）勺子：选用5毫升容量的汤匙，以凹陷部分小勺柄粗，且难以粘上食物的为佳。从老人的健侧喂食，尽量把食物放在舌根部。

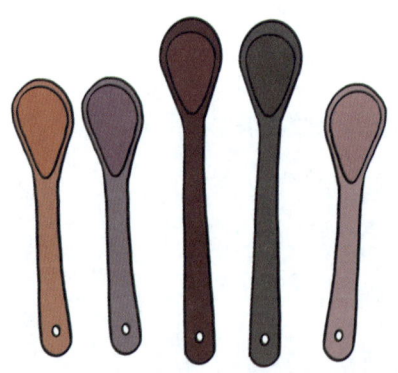

（2）杯子：选用带切口的杯子，预防颈部过伸；禁用吸管。

总之，老人进食时要保持环境、姿势、饮食种类正确，每次进食要少量，以汤匙1/3的食物为宜。老人进餐不要限时、催促，应鼓励老人细嚼慢咽，不要进食太快；也不能拖延时间太长，并注意食物温度。老人要保持情绪稳定，避免不良的刺激。

食物要干稀搭配,每次都要有汤或粥,不要食用干硬、黏滞的食物。对有刺、骨头的菜,先将刺、骨头剔除。食物温度要适中,过冷、过热均会损伤口腔和食管壁的黏膜,影响吞咽。

对长期卧床的老人必须抬高床头喂饭,20分钟后再放下,以免食物返流,引起噎食。吞咽困难的老人可吃碎食,必要时可给予鼻饲灌注匀浆膳。

二、功能训练改善吞咽障碍

1. 口腔器官运动训练

(1)下颌练习:把口张开至最大,维持5秒,然后放松。将下颌向左右两边移动,维持5秒,然后放松。

(2)腮部练习:紧闭嘴唇,鼓腮,维持5秒,放松,再作将空气快速地在左右面颊内转移,重复做5~10次。

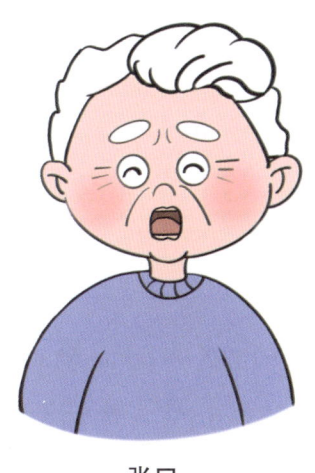

张口

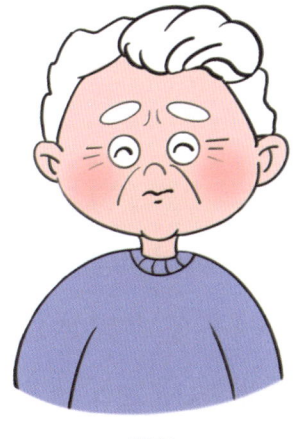

鼓腮

（3）唇部练习：咬紧牙齿，说"yi"，然后拢起嘴唇，说"wu"，轮流重复 5～10 次。

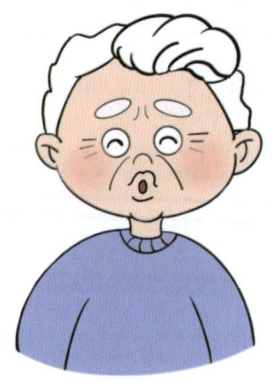

唇部练习

（4）舌训练：舌向前、左、右、上、下各个方向主动运动，或用纱布包住老人舌头，用力向各个方向被动运动。

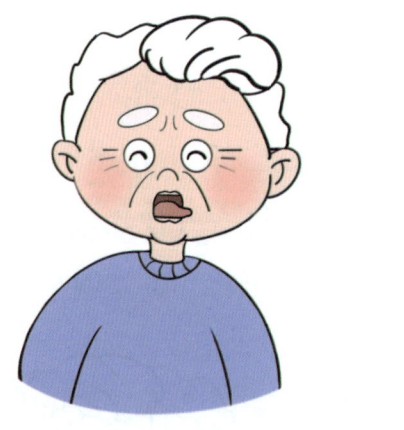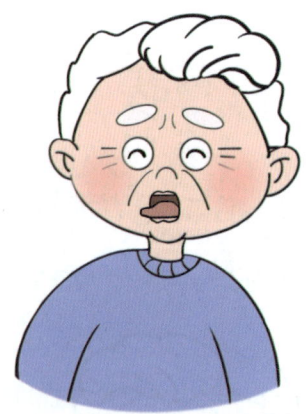

舌的主动运动

（5）咀嚼练习：做咀嚼动作，重复训练。

2. 冷刺激训练

可将棉签在碎冰块中放置数秒钟，将冰凉的棉签置于老人口内前咽弓处平稳地垂直方向摩擦 4～5 次，然后做一次吞咽动作。

3. 缩唇呼吸训练

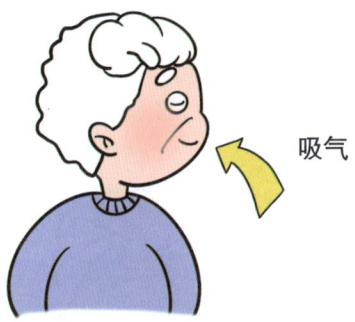

从鼻孔吸入空气，嘴唇紧闭

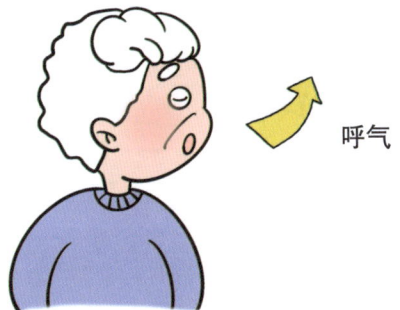

撅起嘴唇，慢慢呼气，如同吹口哨

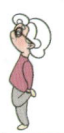

护好颈项　通达呼吸

细嚼慢咽,预防噎呛

一、摄食训练

1. 交互吞咽

空吞咽与吞咽食物交替进行。每次进食吞咽后,应反复做几次空吞咽,使食物全部咽下,然后再进食;或每次进食吞咽后饮少量的水(1~2毫升)。

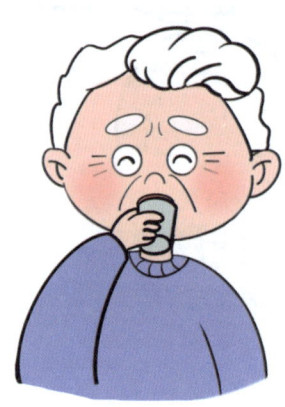

少量饮水

2. 侧方吞咽

咽部两侧的梨状隐窝是最容易残留食物的地方,让老人分别左转、右转,做侧方吞咽,可除去隐窝部的残留食物。

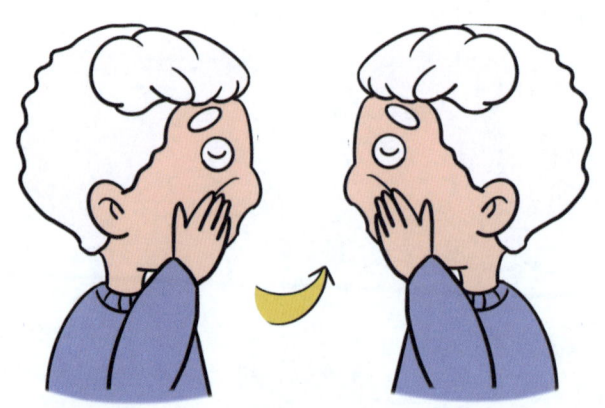

侧方吞咽

3. 点头样吞咽

吞咽时老人颈部后仰，会厌部变得狭小，残留食物可被挤出，接着，颈部尽量前屈，形似点头，同时做空吞咽动作，可去除残留食物。

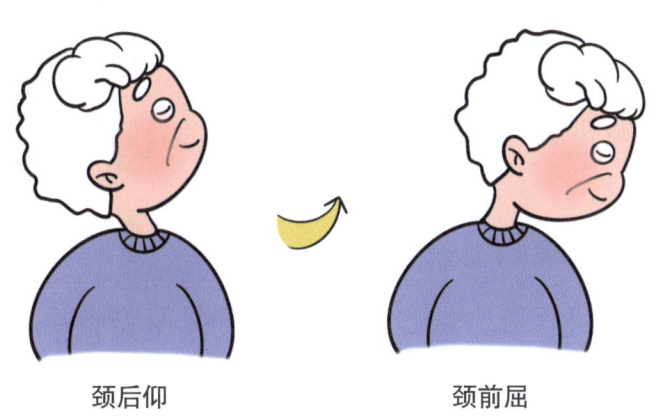

颈后仰　　　　　　　　颈前屈

4. 颈部旋转吞咽

以偏瘫老人为例，训练老人咽下时头部向患侧旋转，因为头向患侧旋转能使咽腔的麻痹侧变小，健侧的食管口扩大，能使食物无障碍地通过梨状窝。

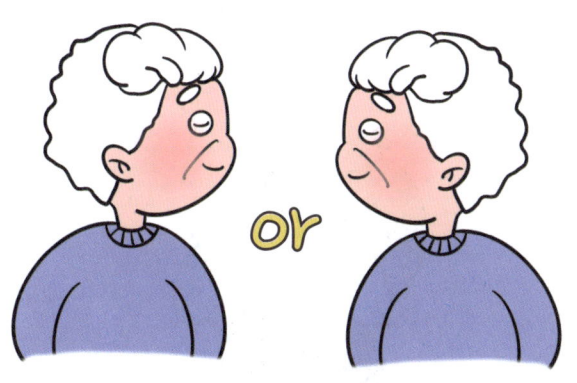

吞咽时向患侧转头

二、正确处理呛咳

1. 简单的海姆立克手法

出现呛咳时，站在老人背后，将手臂绕过胸廓下，一只手握拳对着剑突与肚脐之间的腹部，另一只手紧紧抓住握拳的手对横膈施加一个向上向内的力量，由此产生的一股气流会经过会厌，而将阻塞物呛出。

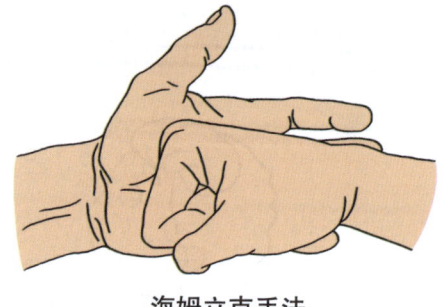

海姆立克手法

2. 应用于有意识的老人

（1）急救者站在病人身后，用双臂环绕病人的腰部。

（2）一只手握拳，拳头的拇指一侧对着病人的上腹部。

（3）另一只手紧握此拳，快速向上冲击压迫病人的腹部。

（4）重复连续推击，直至异物排出。

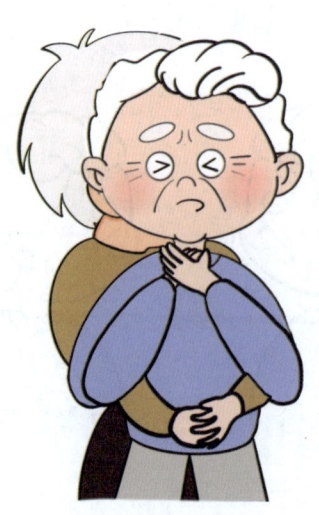

救助有意识的老人

3. 应用于无意识的老人

（1）急救者跨骑在老人的髋部，一只手的掌根部置于老人的上腹部正中，另一只手放在前一只手背上。

（2）快速向上冲击压迫老人腹部。

（3）重复连续推击，直至异物排出。

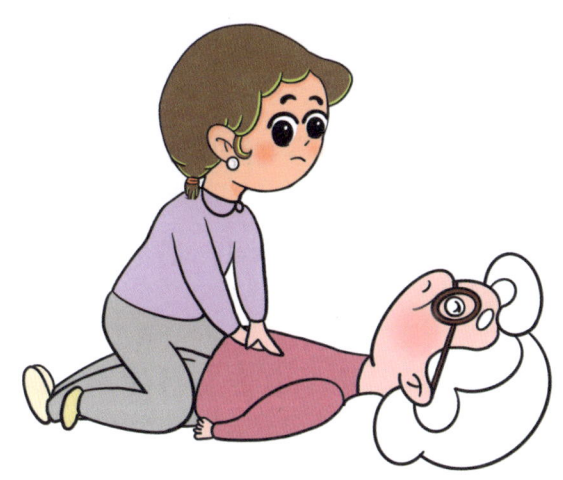

救助无意识的老人

科学用嗓，避免过度疲劳

用嗓过度是指滥用超过本人能力范围的嗓音（用声）。每人的发声能力有音高（声音频率范围）、音强（声带张力）、音时（发音用声的时间）三个方面，超过个人能力范围将发生声带病变。

一、不要用嗓过度

说话要保持适宜的音量和音调，最好是匀速。用声不要过长、过高、过累。

学习科学发音，高、低、中音交替使用。因为发高音时用声带前 1/3，发中音时用声带中 1/3，发低音时用声带后 1/3。这样发音不但有声有色，还可以使声带交替休息。

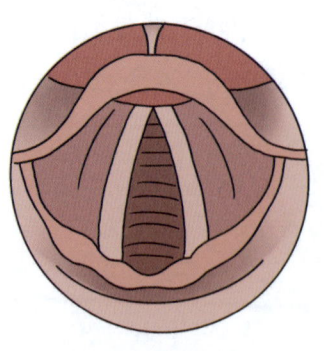

呼吸时
声带张开

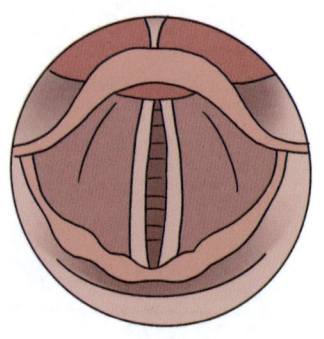

说话时
声带靠拢

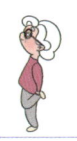

二、改掉咳嗽清嗓的习惯

很多人可能经常用咳嗽这个动作来咳掉喉中的痰或者使自己的声音更加清晰，其实这不是个好习惯，因为这个动作会使声带瞬间严重拉紧，容易造成声带损伤。

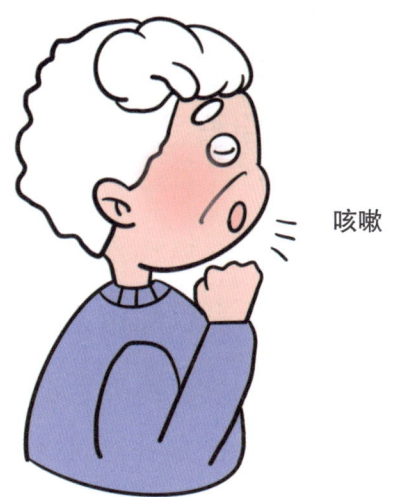

咳嗽

三、及早治疗急性咽喉炎，避免转成慢性咽喉炎

1. 感冒时要注意休息，减少用嗓。尤其是出现声音嘶哑后，要及时治疗并避免咳嗽，以防咳嗽震伤声带。

2. 特别需要强调的是，酒后、感冒后或有咽喉炎症时避免大声喊叫或长时间说话，以免形成声带小结。

四、运动练嗓的方法

1. 呼吸运动

呼吸运动是发声的原动力，呼吸练习可以作为锻炼呼吸肌肉、增强呼吸控制能力的有效辅助手段，它包括慢呼慢吸法和快呼快吸法。前者要求缓慢吸气，缓慢呼气，中间略有停顿，要求呼吸均匀而有节制，注意胸腹并用，做到深、匀、细、长。后者即快速吸气,快速呼气,其主要作用是提高腹肌的弹性和力量,以利于抑扬顿挫的发声或发高声等。

2. 发声练习

包括开口唱练习和朗诵练习。

(1)开口唱是选用高位置发声的词作为练习素材,例如我们常见的音乐练声方法,练习时要调整好呼吸,发声的位置要保持在一个高水平上。

(2)朗诵练习也是练习发音的一种有效手段,可选择声母、韵母比较夸张的一首诗、一段词,要求朗诵时声调抑扬顿挫,声情并茂。

朗读绕口令也是行之有效的练习渠道之一。

五、保护嗓子的小妙招

1. 如果嗓子发生不适、刺痒、干燥或有烧灼感,可采用热熏气疗法。方法是将口腔对着有热气的茶杯或茶壶呼吸,很快就可使不适现象消失。

2. 也可将复方安息香酊约30毫升,用沸水约500毫升冲在一个大缸子中,对着热气呼吸。还可用菊花、金银花或胖大海泡水当茶喝。

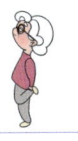

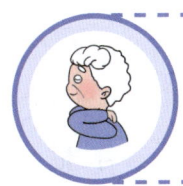 # 颈——灵活保护挺身姿

颈是人体的重要部位，起着联系头部和躯干的作用。一方面大脑发出的各种指令得以传输到躯干和四肢。另一方面身体感受到的各种刺激，以神经冲动的方式，也可以通过颈部传送到大脑。颈部还有重要的内分泌腺体——甲状腺。

颈椎病术后加速康复

颈椎是脊柱椎骨中体积最小，但灵活性最大、活动频率最高、负重较大的节段。具有特殊的关节连接和不稳定的骨结构，以适应颈椎的支撑、保护和运动功能，而在此功能的基础上，颈椎又容易发生损伤。因此，在平时的生活中需要注意保护颈椎，避免发生外伤，避免长时间低头或承受重物。

一旦颈椎损伤到必须手术了，那么术后的居家护理也是非常重要的。

一、颈托的佩戴

1. 选好大小合适的颈托后，将颈托的后片放到老人的颈

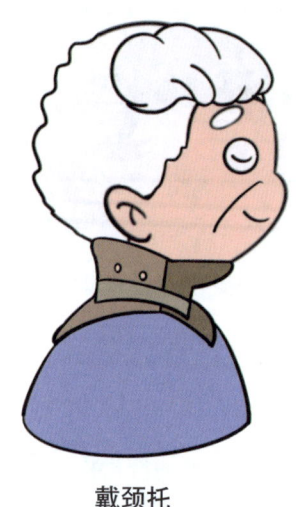

戴颈托

后，使颈托居于中央。

2. 使老年人的下颚安稳的置于颈托前片的凹槽内。颈托前片压住后片以保证有效的固定和舒适性。

3. 通过魔术贴从两边调整，在不影响正常呼吸的情况下系紧颈托。

二、颈托要戴多久

1. 术后4~6周

（1）如果没有特殊情况，手术及术后恢复顺利，一般计划术后佩戴颈托一个月。

（2）术后3周就可以恢复工作。

（3）术后4~6周之内，日常生活和出门、乘车时均需要佩戴围领，保护颈椎。

（4）人工椎间盘置换及颈后路椎板成形术，术后最好早期去除颈托，有利于恢复颈椎活动度和肌肉力量。

2. 术后第6周至3个月

（1）平时不需要佩戴围领，根据复查情况，颈部可以逐步恢复活动。出门、乘车时需要佩戴围领，保护颈椎，以防万一。

（2）一般颈椎前路植骨愈合时间需要3~6个月，在植骨未完全愈合前，剧烈运动或特殊体位都有可能造成植骨和钢板移位。

三、颈椎术后康复锻炼

颈椎手术后三个月可通过颈屈伸法、颈侧屈法、颈旋转法或颈伸缩法进行康复锻炼。

1. 颈屈伸法：取站立位或坐位，站立时两足与肩同宽，双手叉腰，颈后仰至最大幅度，维持3~5秒，然后还原；再低头至最大幅度，维持3~5秒，还原。

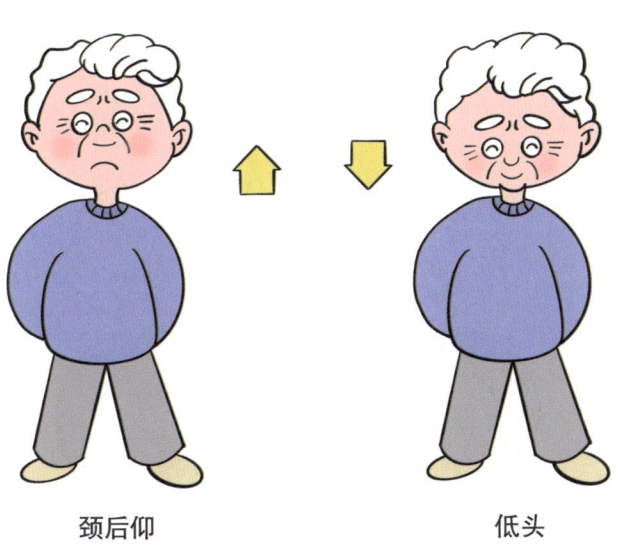

颈后仰　　　　　　　　低头

2. 颈侧屈法：取站立位或坐位，颈向左侧尽量侧屈，至最大幅度维持3~5秒，然后头颈还原；再向右侧尽力侧屈，至最大幅度后维持3~5秒，然后还原。

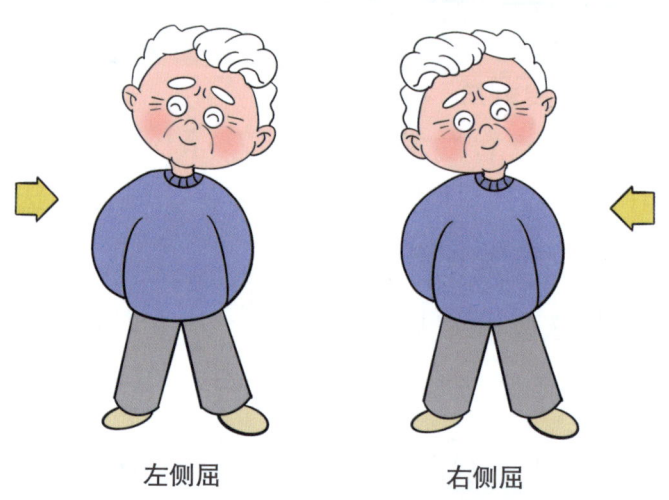

左侧屈　　　　　　右侧屈

3. 颈旋转法：取站立位或坐位，颈先向左侧旋转至最大幅度，维持3~5秒，还原；再向右旋转至最大幅度，维持3~5秒，还原。

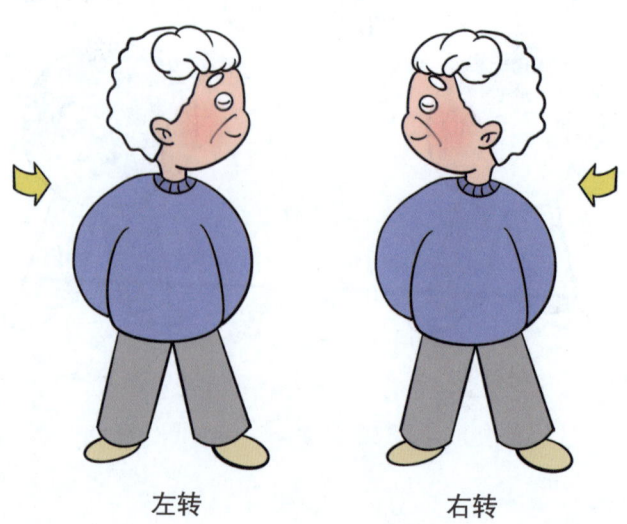

左转　　　　　　右转

4.颈伸缩法：取坐位或站立位，头颈先向上伸，如头顶物状，双肩下垂，至最大幅度维持3~5秒，还原；然后头颈向下缩，双肩上耸，至最大幅度维持3~5秒，还原。

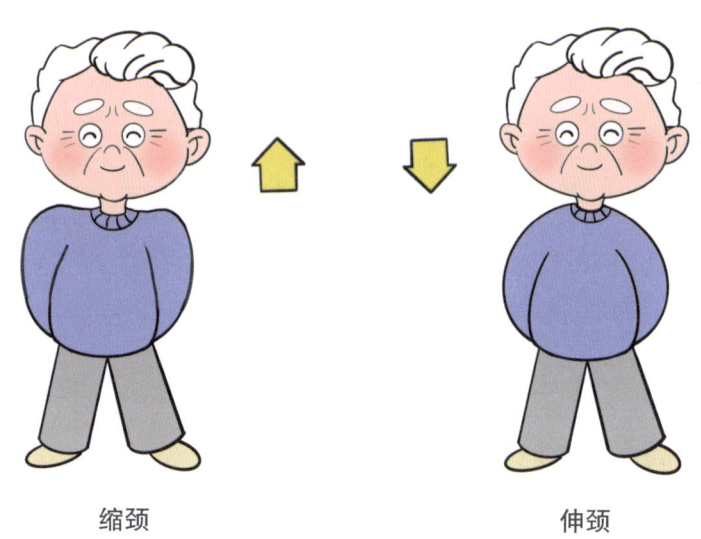

缩颈　　　　　　　　伸颈

四、颈椎术后日常保养

颈椎手术后在日常生活中也应注意保养，休息时应选择高度合适的枕头、软硬适中的床垫，保持正确的坐姿，避免长时间看书、读报、看手机，注意加强颈部保暖，出门常戴围巾，避免颈部着凉，尤其夏天，应避免直对空调与电扇，避免提重物，尽量做到左右平衡。

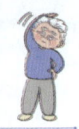

甲状腺术后保护和观察

一、甲状腺术后饮食指导

1. 适宜的食物选择

（1）高蛋白食物：如鱼、瘦肉、豆类等，有助于伤口愈合和补充体力。

（2）高纤维食物：如蔬菜、水果、全谷类等，有助于维持肠道健康和预防便秘。

（3）富含维生素的食物：如绿叶蔬菜、坚果、水果等，有助于提高免疫力。

2. 要避免的食物和饮料

（1）高脂食物：如油炸食品、肥肉等，可能影响术后恢复。

（2）高糖食物：如糖果、蛋糕等甜食，可能增加感染风险。

（3）刺激性食物：如辛辣食品、咖啡、茶等，可能引起不适。

（4）含酒精的饮料：可能影响伤口愈合和药物作用。

二、甲状腺术后运动指导

1. 颈部运动

（1）颈部旋转：缓慢转动颈部，左右转动各10次，重复3组。

（2）颈部侧屈：将头侧向一边，感受颈部侧面的拉伸感，每侧保持10秒，重复3组。

（3）颈部前屈后伸：低头再仰头，感受颈部的前后拉伸感，重复10次，重复3组。

多活动"米"字操

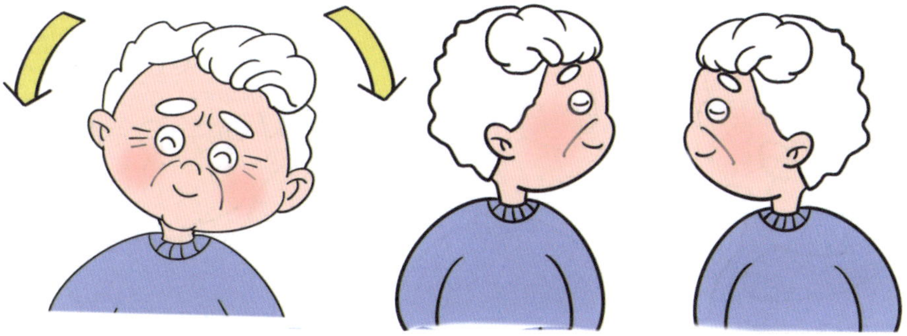

左偏、右偏　　水平左转　　水平右转

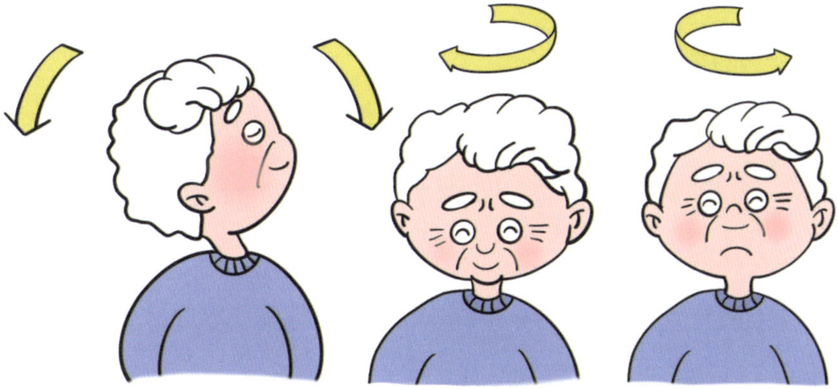

前弯后仰　　逆时针旋转360°　　顺时针旋转360°

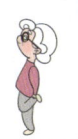

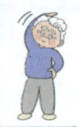

2. 肩部运动

（1）肩部旋转：双肩同时向后旋转 10 次，再向前旋转 10 次，重复 3 组。

（2）肩部升降：耸肩再放松，重复 10 次，重复 3 组。

（3）肩部拉伸：将双手举过头顶，然后向两侧伸展双臂，感受肩部的拉伸感，保持 10 秒，重复 3 组。

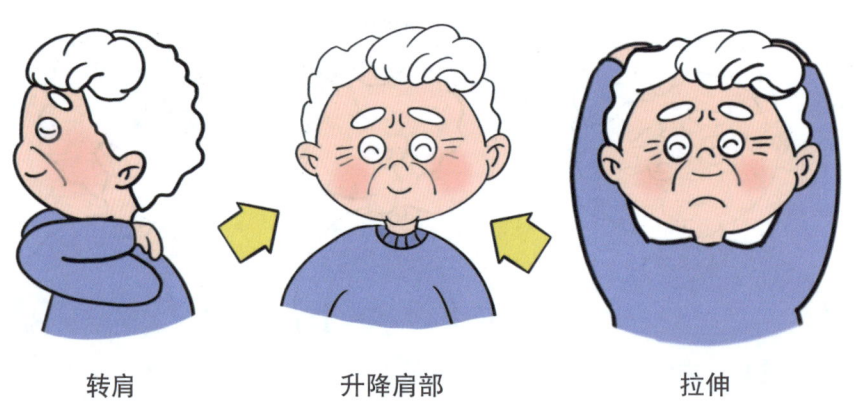

转肩　　　　　　升降肩部　　　　　　拉伸

3. 全身运动

（1）散步：每天散步 30 分钟，分 2~3 次完成。

（2）瑜伽或太极：每周进行 2~3 次瑜伽或太极练习，每次练习 30 分钟。

（3）游泳或骑自行车：每周进行 1~2 次游泳或骑自行车运动，每次运动 30 分钟。

甲状腺术后老人应保持每周至少 3~5 次的运动频率，以促进身体的恢复和健康。每次运动的持续时间建议在 20~30 分钟，可根据个人情况进行适当调整。

运动强度应根据老人的具体情况而定，以不感到过度疲劳为宜。一般建议每次运动时间控制在 20~30 分钟，心率不超过最大心率的 60%~70%。

运动过程中要注意：避免剧烈运动，以免对手术部位造成不良影响；保持呼吸平稳、自然，避免因呼吸不畅导致颈部压力升高；甲状腺术后老人应定期进行身体检查，根据检查结果调整运动计划，以确保运动的安全性和有效性；运动前后应适当补充水分和营养，以维持身体的正常代谢和健康。

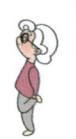

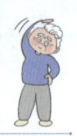

呼吸——告别咳喘 活力充沛

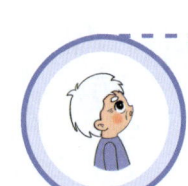

随着年龄的增长，肺部健康逐渐成为影响老年人生活质量的关键因素。慢性阻塞性肺病、哮喘、肺炎等呼吸系统疾病，常伴随气短、咳嗽等症状，不仅限制日常活动，还可能引发严重并发症。居家护理在老年肺部疾病管理中扮演着重要角色——通过科学的降温方法、合理用药、呼吸功能锻炼、家庭氧疗及正确使用呼吸机等综合措施，能够有效缓解症状、延缓疾病进展，帮助老人维持更好的生活状态。家人的关怀与支持、医疗团队的指导以及老人自身的积极参与，是居家护理成功的基石。让我们从细节出发，用科学的方法守护每一次呼吸，让老年生活更加从容、健康。

发热时如何安全降温

如发热温度超过 38.5℃，给予退热处理，可采取物理降温，如温水擦浴，或遵医嘱采用药物降温。

1. 温水擦身体：不能擦拭前胸、后颈、脚心、腹部等部位，这些部位对冷刺激较敏感，易引起心率减慢、腹泻等不良反应。

2.酒精擦身体：慎用！应当避开擦拭枕后、耳郭、心口、腹子、阴囊及足底部位，以防引起不适反应。

3.不应对腹部进行冷敷，不然会使肚子着凉，引起腹泻，加重感冒发热的症状。

4.冰袋物理降温的部位：头顶、前额、单侧颈部、腋窝、腹股沟；冰袋不可放置的部位：后脑勺、耳郭、后颈部、心前区、腹部、足底。

冰袋放置的部位

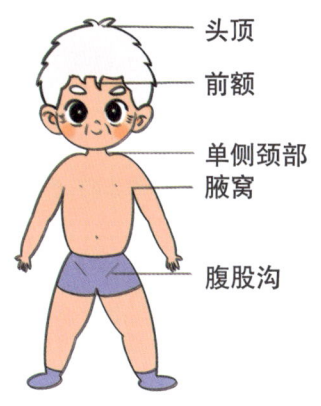

冰袋不可放置的部位

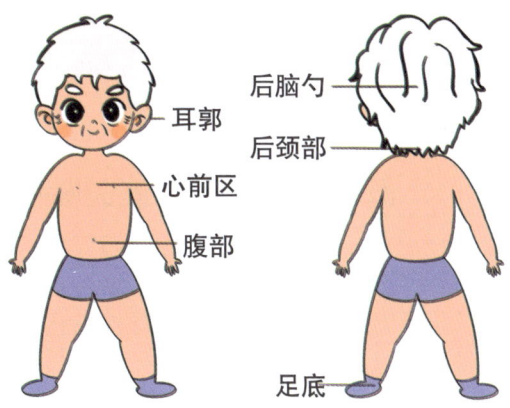

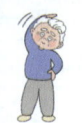

遵嘱用药，效更显著

老人发热咳嗽别硬扛，出现持续高热、咳嗽、心慌、水肿等急性上呼吸道感染症状时，赶紧去医院就诊，遵医嘱服药。

1. 急性气管-支气管炎：遵医嘱使用祛痰药，并观察用药后疗效及不良反应；年老体弱或痰液较多、无力咳痰者，避免使用强镇咳药，以免抑制中枢，加重呼吸道梗阻，强行止咳可能让痰堵住气管，像下水道堵了一样危险。

2. 肺炎：一旦确诊，遵医嘱用抗生素治疗，疗程一般为5～7天，热退后再巩固3天，或由静脉用药改为口服，别擅自停药。

3. 慢性支气管炎：遵医嘱使用抗菌药、祛痰镇咳药、平喘药等，如有不适应及时入院就诊。

4. 支气管哮喘：常用药物包括沙丁胺醇气雾剂、特布他林雾化剂等，哮喘老人应该随身携带，以防急性哮喘发作。

5. 支气管扩张：应当根据痰液培养和药敏试验结果选择敏感的抗生素。支气管扩张剂可以缓解气喘症状，改善肺功能，同时也有利于排出痰液，常用药物有吸入性非诺特罗、异丙托溴铵等。化痰药物则能稀释或溶解痰液，有助于痰液排出，常用的药物有溴己新、氨溴索以及N-乙酰半胱氨酸等。

6.肺结核：抗结核治疗应当遵从"早期、联合、规律、全程和适量"这一总体原则，以达到消灭结核分枝杆菌、治愈疾病、防止耐药菌产生和减少复发的最终目的，治疗时遵医嘱按时服药，注意药物不良反应。按时吃药、几种药搭配用，全程别偷懒！漏药就像让细菌"训练抵抗力"，可能使治疗失败。

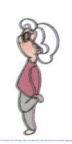

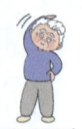

呼吸功能锻炼，让肺"深呼吸"

一、腹式呼吸训练

腹式呼吸训练是一种强调使用腹部肌肉而不是胸部肌肉进行呼吸的方法，能够减少呼吸做功、提高气体交换效率、减轻呼吸困难感以及促进老人放松。

腹式呼吸训练的步骤：

1. 取立位（体弱者可取半卧位或坐位），左右手分别放在腹部和胸前。全身肌肉放松，静息呼吸。

2. 吸气时用鼻吸入，尽力挺腹，胸部不动；呼气时用口呼出，同时收缩腹部，胸廓保持最小活动幅度。缓呼深吸，以增进肺泡通气量。

3. 呼吸频率为7~8次/分。反复训练，每次10~20分钟。熟练后逐步增加次数和时间，使之成为自觉的呼吸习惯。

二、缩唇呼吸训练

缩唇呼吸训练是一种通过缩紧嘴唇来控制呼气速度的呼吸技巧，有助于保持呼吸道开放，防止小气道过早闭合，从而改善气体交换和减少呼吸急促。

缩唇呼吸训练的步骤：

1. 用鼻吸气、用口呼气，呼气时口唇缩拢似吹口哨状，持续慢慢呼气，同时收缩腹部。

2. 吸与呼的时间比为 1∶2 或 1∶3。

3. 缩唇大小程度与呼气流量由老人自行调整，气流以能使距离口唇 15~20 厘米、与口唇等高点水平的蜡烛火焰既倾斜又不致熄灭为宜。

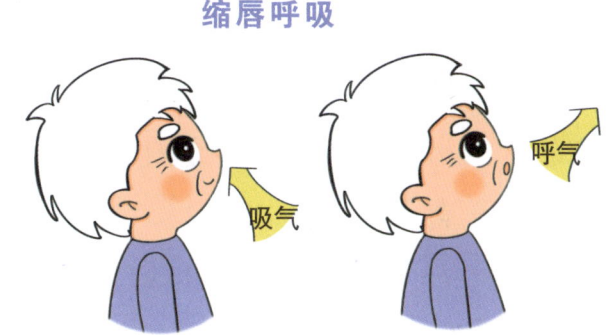

缩唇呼吸

三、整体呼吸运动

整体呼吸运动是指涉及身体多个部位和肌肉群的一种深层次的呼吸方式，它不仅包括肺部的扩张和收缩，还包括腹部、胸部、背部、肩部和颈部的运动。这种呼吸方式有助于提高氧气的摄入量和二氧化碳的排出量，从而改善身体的氧气供应和废物清除。

整体呼吸运动的注意点如下：

1. 运动强度：掌握运动中自我观察指标，其最高心率等于 170 减去年龄为宜。

2. 运动量：从较低的各项呼吸运动开始，匀速、低强度持续训练，再进行整体呼吸耐力运动，逐渐递增，一次运动持续 6~8 分钟，一般每天 3 次为宜，出现不适立即停止。

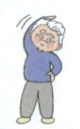

家庭氧疗——给身体"充电"

居家氧疗时，吸氧浓度（鼻导管 1～2 升/分钟）、氧疗最佳持续时间（10～15 小时/天）、氧气的合理湿化、吸氧工具的选择、管道与设备的消毒与保养、用氧安全及长期家庭氧疗的指征等，都非常重要。氧疗时间要充足，就像手机充电要充满才耐用。

一、谁需要吸氧

一般需要吸氧的老人有以下指征：慢性阻塞性肺疾病老人处于疾病稳定状态，在静息状态下呼吸室内空气时 $PaO_2 \leqslant 55$ 毫米汞柱或 $SaO_2 \leqslant 88\%$，有或无高碳酸血症；或为 PaO_2 为 55～60 毫米汞柱或 $SaO_2 \leqslant 89\%$，并伴有肺动脉高压、心力衰竭、水肿或红细胞增多症。

用俗话说，就是长期患肺病、嘴唇发紫、一动就喘的人，医生检查后确认缺氧才需要吸氧。

二、氧疗的好处

吸氧后呼吸困难减轻，嘴唇颜色由发紫变红润，呼吸频率、心率减慢，活动更有劲，说明吸氧让老人"充上电"啦！

吸氧有助于降低肺循环阻力，减轻肺动脉高压，延缓肺心病进展，延长生存期，提高生活质量，降低病死率。

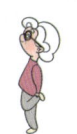
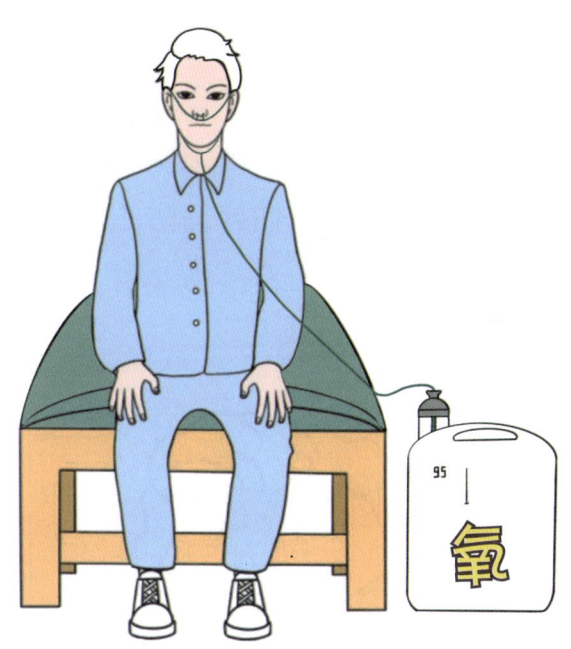

用好呼吸机，呼吸更轻松

一、正确佩戴

使用家用呼吸机时，应按照医生或专业技师的指导正确佩戴面罩或口鼻罩，确保密封性好，防止漏气。注意调整好头带的松紧度，以一指为宜，太松会漏气，太紧会头痛，保证舒适度。

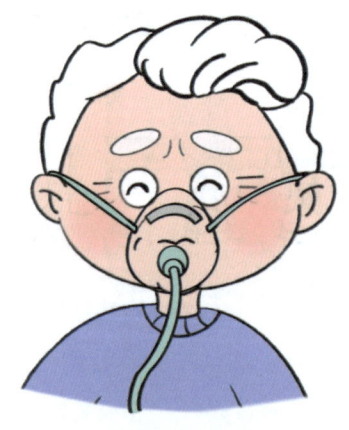

佩戴呼吸机

二、定期清洁与保养

家用呼吸机的各部件需要定期进行清洁和保养。每日更换纯净水，不要使用自来水，并参照说明书上的指引进行清洁和保养工作，防止细菌滋生和交叉感染。

三、慢慢适应别心急

家用无创呼吸机的各种参数都必须在医院或专业技师预先设置好,开机即默认为上次设置参数。不具备专业知识的情况下,老人及家属不要随意调节。初次使用家用呼吸机的老人,可能会出现一些不适感,应从小剂量开始,逐渐增加使用时间,让身体逐渐适应。

四、紧急情况快求助

使用过程中,应定期监测老人的生命体征和呼吸状况。避免在潮湿、高温或强磁场的环境中使用;避免剧烈运动或突然改变体位。如果在使用过程中,发现症状不能改善、面色发乌、缺氧加重、心律失常等各种情况,应尽快联系医生或者呼吸机售后人员进行参数调整。

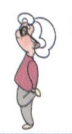

护好颈项 通达呼吸

由内而外　心腹无忧

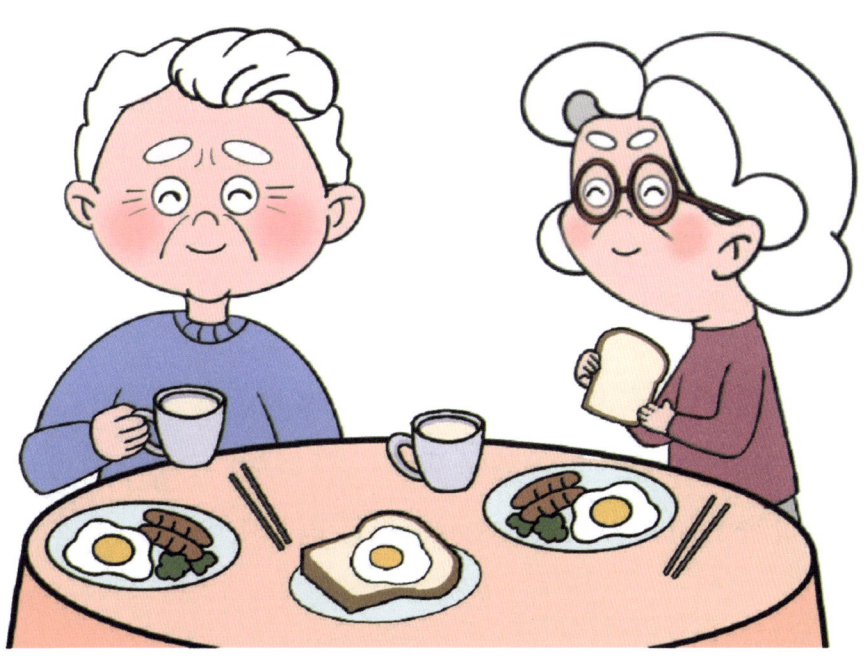

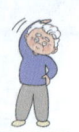

心——日常监测 紧急救护

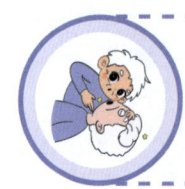

　　心血管健康是老年人幸福生活的基石，随着年岁增长，对心脏与血管的养护更需细致入微。居家护理不仅为老年人提供了便捷与舒适，更是预防疾病恶化、保障生命安全的重要防线。然而，如何科学监测血压、正确服用药物、掌握急救技能，往往成为家庭照护中的难点。本节内容将为您系统梳理居家心血管护理的核心要点——从日常血压自测的规范步骤，到降压药物的合理使用；从突发心脏骤停时的急救操作，到急救药物的正确存放与服用。

居家自测血压步骤

一、测量前

　　1. 提前 30 分钟排空大小便，别憋尿。

　　2. 放松身心：大运动量活动后静坐 20～30 分钟再测量，被测量者测量前 30 分钟内不吸烟，也不喝咖啡。

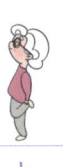

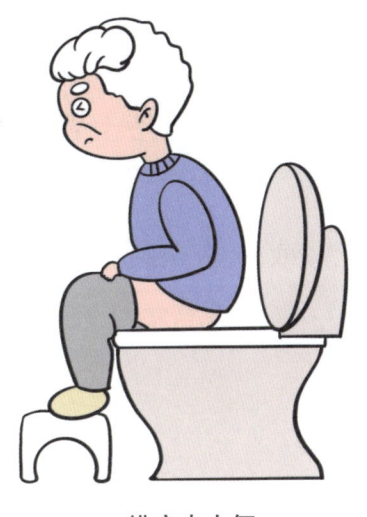

排空大小便

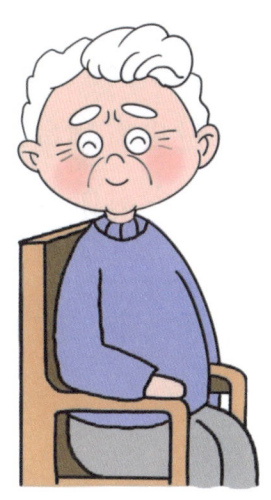

放松身心

3. 穿对衣服：在冬季量血压隔着衬衣量，只要衣服厚度不超过0.5厘米，就像套一件T恤那样轻便，不会对测量结果造成影响。

4. 绑好袖带：血压计袖带捆绑力度适中，能放进一根手指为宜，袖带下方距肘关节1~2厘米。

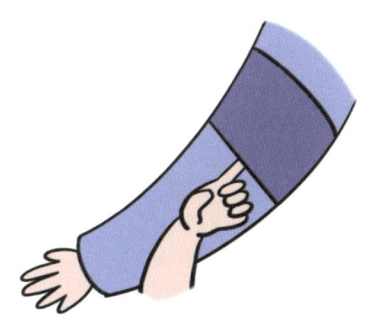

穿对衣服，绑好袖带

二、测量时

1. 尽量坐着测量，背靠椅背、裸露上臂，保持上臂与心脏齐平，减少对血压测量的干扰。

2. 被测者不要说话，不要移动手臂或身体。需连续测量时，应松开袖带，使手臂休息3分钟左右再进行。

三、测量后

1. 记录数值，若发现血压数值异常时，应重测。

2. 每日早、晚各测量一次，每次测量2~3遍，间隔3分钟。通常，早晨血压测量应于起床后1小时以内进行，服用降压药物之前、进食早餐前、剧烈活动前。

3. 晚上血压测量应于进食晚餐后、上床睡觉前进行。

4. 发现有持续高血压或是血压波动大的情况，请及时就医。

降压药,别踩这些"坑"

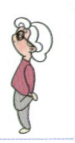

1. 误区①:血压正常就停药。长效降压药需持续维持血药浓度,擅自停药会导致血压反跳性升高。

2. 误区②:服药时间随意定。晨峰型应晨起服药,夜间高血压需遵医嘱调整。

3. 误区③:服药后立即活动。建议服药后静坐30分钟,防范体位性低血压引发的跌倒风险。

4. 误区④:忽视药物协同作用。服用地平类降压药期间,慎食西柚(可能增强药物副作用)。

5. 误区⑤:凭感觉调整剂量。血压波动时切勿自行换药,建议通过24小时动态血压监测精准调整。

6. 记住服药安全备忘录。

(1)漏服处理:短效药漏服立即补服,长效药超过12小时可次日续服。

(2)特殊提醒:普利类降压药可能引发干咳,沙坦类药物需监测血钾。

(3)药物存放:避光防潮,勿存于浴室(湿度>60%易致药物变质)。

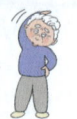

心肺复苏，居家急救必知

心肺复苏流程：识别—呼救—人工胸外按压—开放气道—人工呼吸—综合评价。

一、识别

1. 在抢救老人前，要先判断周围环境，确定自身和老人安全，将老人放在平整而硬的地面上。

2. 判断老人意识与呼吸，拍打肩部大声地呼叫他，观察是否有反应。凑近他的鼻子、嘴边，感受是否有呼吸或观察有无胸廓起伏。摸颈动脉，看是否有搏动，方法为先用食指和中指指尖触及气管正中部，旁开两指，至胸骨乳突肌前缘凹陷处，时间为6～10秒。

二、呼救

如果没有意识、呼吸、心跳，应立即呼救，并拨打120急救电话。

三、人工胸外按压

把老人放在平面硬地上，选择两乳头连线中点，以一只手的手掌根部按压在此，另一只手掌重叠在上，十指相扣，双臂伸于病人胸骨正上方，双肘关节伸直，身体前倾，利用上身力量垂直下压，肩、肘、腕在一直线上，手掌掌根不能离开胸壁，按压中断时间不超过10秒。按压深度5～6厘米，按压频率100～120次/分钟。

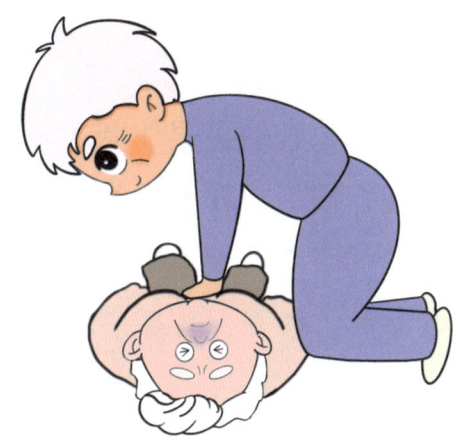

胸外按压

四、开放气道

施救人员跪在老人身体的一侧，头偏向一侧，清除口鼻咽喉分泌物与异物，一手按住其额头向下压，另一手托起其下巴向上抬，使下颌与耳垂的连线垂直于地平线。

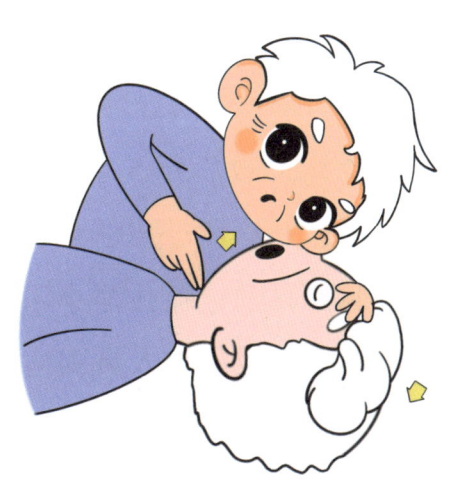

开放气道

五、人工呼吸

施救者一手捏住老人鼻子,大口吸气,屏住呼吸,迅速俯身,用嘴包住老人的嘴,快速将气体吹入。与此同时,施救者的眼睛需观察老人的胸廓是否因气体的灌入而扩张,气吹完后,松开捏着鼻子的手,让气体呼出。

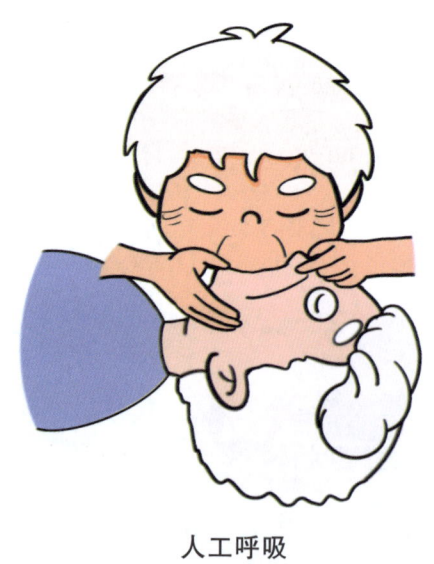

人工呼吸

紧急抢救后每 5 个循环评估一次,心肺复苏成功指标:老人面色、口唇、皮肤颜色由苍白青紫变红润;恢复自主呼吸及脉搏跳动;瞳孔缩小。如未恢复自主心跳呼吸,继续心肺复苏,直至急救人员到达。

硝酸甘油，以备急需

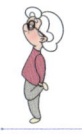

部分老人服用硝酸甘油后会出现面色潮红、头部胀痛、头晕、心悸等不适，为药物所产生的正常反应。药物治疗非常必要，遵医嘱用药，不得自行停药或增减剂量。

1. 正确存放：棕色瓶密封，开封后每3个月更换一次。避免贴身存放（体温会加速药物失效）。

2. 规范服用。

（1）舌下含服：将药片置于舌下黏膜，任其自然溶解。

（2）用药姿势：坐位或半卧位（防直立性低血压）。

起效时间：1～3分钟达峰效，5分钟未缓解可重复给药。

3. 风险警示。

（1）禁忌情况：收缩压＜90毫米汞柱或24小时内服用过西地那非。

（2）失效判断：新开封药片无辛辣感，提示已变质。

用药记录：记录胸痛发作时间、持续时间、缓解方式。

4. 外出时随身携带硝酸甘油以备急需，若胸痛发作应立即停止活动，舌下含服硝酸甘油。若连续服用3次，症状仍未缓解，应及时就医。

5. 若胸痛发作频繁、程度较重、时间较长，服用硝酸甘油疗效较差时，应及时就医。

6. 硝酸甘油不能替代规范治疗，半年内发作3次以上应及时进行冠脉检查。

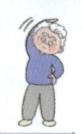

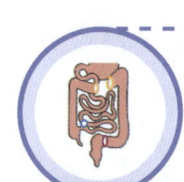 腹——肠道健康轻松舒适

腹部护理是保持肠道健康和身体舒适的重要一环。无论是预防便秘、还是术后康复，都需要我们细心呵护。通过合理的饮食、适量的运动和良好的生活习惯，我们可以让肠道保持畅通，远离便秘的困扰。对于有造口的老人，正确的护理方法可以帮助他们恢复自信，回归正常生活。术后护理更是关键，伤口的清洁和饮食的调整都能加速康复。

预防便秘，让生活更轻松

便秘是很多老年人都会遇到的问题，尤其是慢性便秘，可能让人好几天都排不出大便，或者排便时感觉特别费力、大便又干又硬。每三个老年人里可能就有一个人被它困扰。慢性便秘不仅会让身体不舒服（比如肚子胀、没胃口），还可能对心脏、神经和消化系统造成负担，甚至影响心情和生活质量——比如总担心上厕所，不敢出门活动。因此，我们平时要注意预防，通过简单的生活调整，让肠道保持"畅通无阻"，既能减少身体负担，也能让生活更轻松愉快。

一、布里斯托大便分类法

这是一种医学上的分类方法,也是肠道的"晴雨表",用于评估大便的性状,从而帮助判断肠道健康和消化状况。

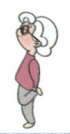

由内而外　心腹无忧

布里斯托大便分类法

类型	图示	描述	状态
坚果状便便	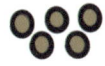	硬邦邦的小块状,像兔子的便便	便秘
干硬状便便		质地较硬,多个小块黏着在一起,呈香肠状	
有褶皱的便便	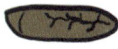	表面布满裂痕,呈香肠状	
香蕉状便便	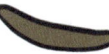	质地较软,表面光滑,呈香肠状	正常
软便便		质地柔软的半固体,小块的边缘呈不平滑状	
略有形状的便便	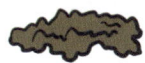	无固定外形的粥状	
水状的便便		水状,完全是不含固态物的液体	腹泻

二、预防便秘"六字诀"

老年人预防便秘的"六字诀"是：水、纤、油、松、动、蹲。

1. 水——水是肠道润滑剂

（1）每天喝够8杯温水（约2升），像给肠道"洗澡"。

（2）早起一杯温水，唤醒"懒洋洋"的肠道。

（3）酸奶是肠道"小帮手"，每天一杯助消化。

（4）记得养成吃早餐的好习惯。

多喝水

温开水

少量多次

2. 纤——膳食纤维是肠道"清道夫"

（1）易溶于水的膳食纤维，具有黏稠的质地，像果冻一样滑溜，软化大便。

（2）不溶于水的膳食纤维，是丝状和条纹状的，质地粗糙，像小刷子，刺激肠道蠕动。

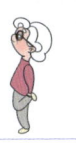

由内而外 心腹无忧

食物中的纤维

种类	溶于水	种类	不溶于水
蔬菜	秋葵、萝卜、卷心菜	蔬菜	牛蒡、芹菜、莴苣、菠菜、竹笋、芋头、马铃薯
海藻	海带、裙带菜	蘑菇	金针菇、姬菇、干香菇
水果	草莓、橘子、香蕉、苹果	豆类	大豆、四季豆、鹰嘴豆、毛豆、纳豆、豆渣
谷物	大麦、黑麦、糙米、燕麦片	甲壳类动物	虾、螃蟹

3. 油——让大便"滑溜溜"

适量吃点健康的油,比如橄榄油、亚麻籽油等,能让大便更顺畅地排出。

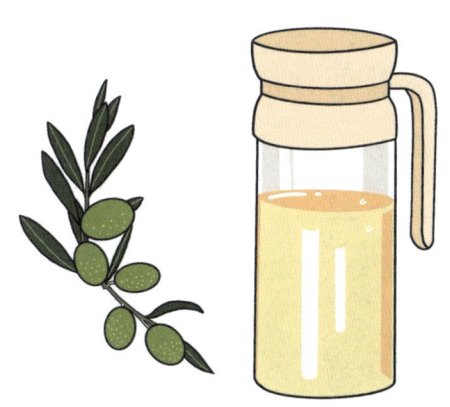

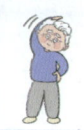

4. 松——放松心情，轻松排便

排便时不要过度用力，避免血压突然升高。保持放松，集中注意力，减少外界干扰。建议在晨起或餐后 2 小时内尝试排便。

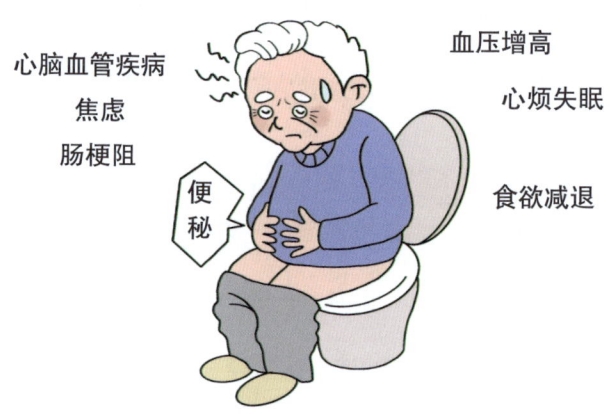

5. 动——合理运动，肠道更活跃

（1）饭后散步、做做简单的运动，以安全（不跌倒）、不感觉劳累为原则。避免久坐，即使是卧床的老人，坐起来或站立一会儿，也对排便有帮助。

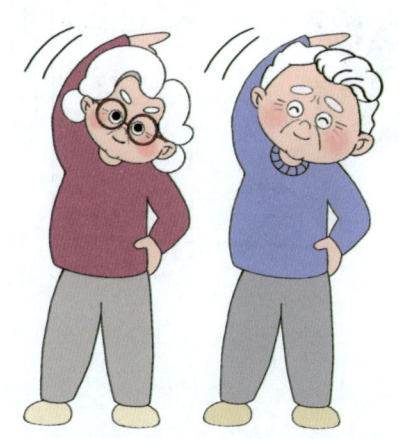

（2）躺在床上时，可以练习腹式呼吸或轻轻按摩腹部，刺激肠道蠕动。

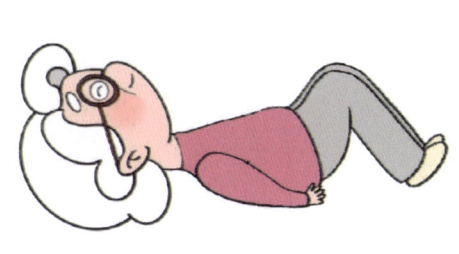
腹式呼吸

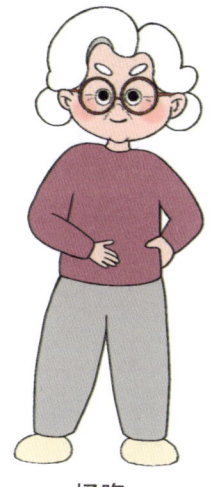
揉腹

6. 蹲——选择适合的排便姿势

（1）相比蹲厕，坐厕更适合老年人。可以在脚下放个小板凳，增加腹部的压力，帮助排便。

（2）如果使用便盆，最好采用坐姿或抬高床头。

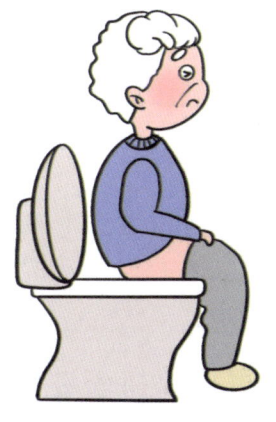
肛直角部分打开
排便相对费力

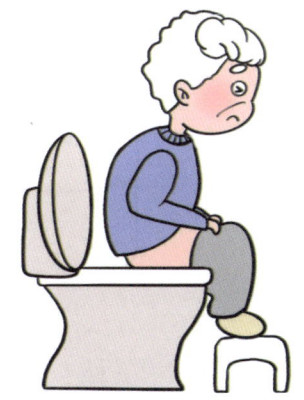
肛直角充分打开
排便相对轻松

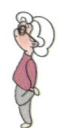
由内而外 心腹无忧

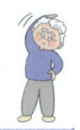

三、协助排便小贴士

1. 尊重老人的自尊心:帮助老人排便时,注意自己的表情和语气,避免谈论排泄物的数量或气味,以免伤害老人的自尊。

2. 鼓励老人自己做力所能及的事:尽量让老人自己完成一些简单的动作,比如上厕所、穿脱裤子等,这有助于维持他们的日常功能。

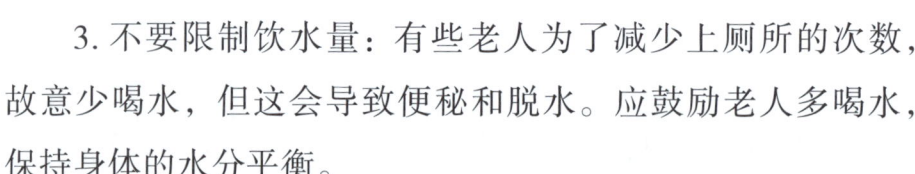

3. 不要限制饮水量:有些老人为了减少上厕所的次数,故意少喝水,但这会导致便秘和脱水。应鼓励老人多喝水,保持身体的水分平衡。

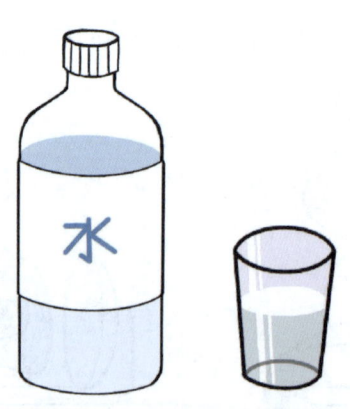

4. 保护老人的隐私:如果老人可以保持坐姿排便,应尽量给他们一些私人空间,避免让他们感到尴尬。

呵护造口，生活如常

为了治疗目的，将一段肠管拉到腹壁外，形成一个开口，粪便通过这个开口排出体外，这就是肠造口。

一、造口的类型

1. 按部位分类：分为乙状结肠造口、回肠造口和横结肠造口。

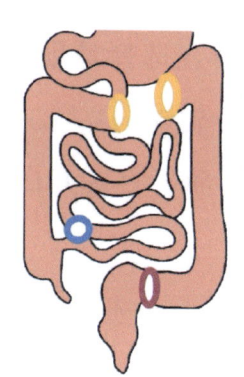

○ 乙状结肠造口

○ 回肠造口

○ 横结肠造口

2. 按时间分类：分为永久造口和临时造口。
3. 按开口模式分类：分为单腔造口、双腔造口和袢式造口。

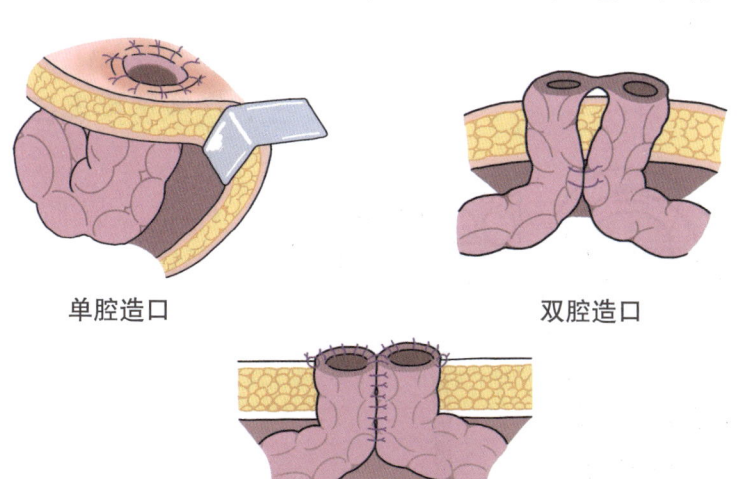

单腔造口　　　双腔造口

袢式造口

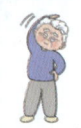

二、造口袋的选择

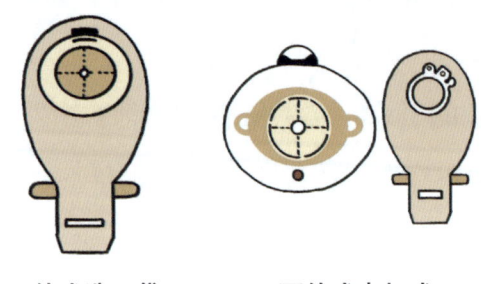

一件式造口袋　　　两件式卡扣式

1. 手术早期宜选择透明、无碳片、开口带袋,康复期可选择不透明造口袋。

2. 排泄物稀薄者宜选开口袋,排泄物黏稠者宜选开口袋或闭口袋。

3. 视力障碍者宜选透明造口袋,手灵活性差者宜选预开口造口袋。

4. 腹部平坦或膨隆者宜选平面底盘,造口回缩者宜选凸面底盘加腰带。

三、居家更换造口袋步骤

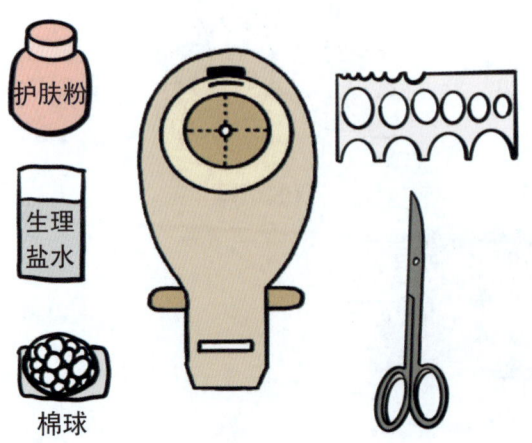

1. 准备好所需要的物品:生理盐水、棉球、造口底盘及造口袋、封口条、造口测量尺、弯剪、造口护肤粉、保护膜、防漏膏/条、腰带等。

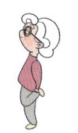

2. 老人取半坐卧位或坐位。

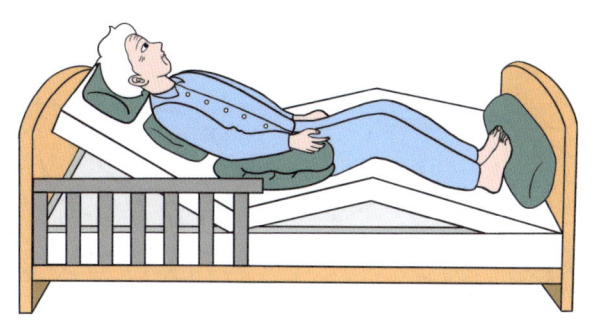

3. 用一只手按住皮肤，另一只手由上而下揭除造口底盘。

4. 用生理盐水或温水棉球，柔软的卫生纸或湿纸巾由外向内清洁周围皮肤和造口，再用纱布或较软的卫生纸蘸干造口周围皮肤。

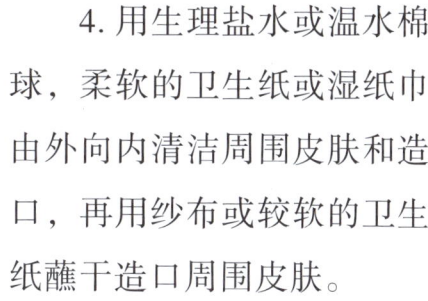

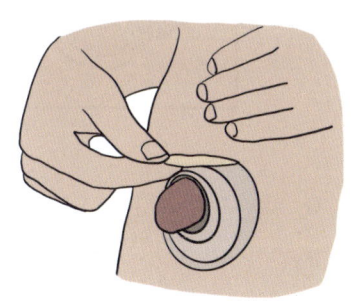

5. 评估造口和周围皮肤。

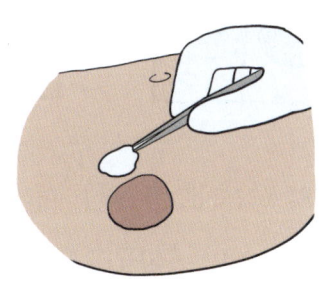

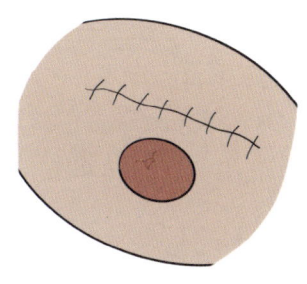

6. 按测量好的造口根部大小形状裁剪造口底盘，直径大于造口根部 1~2 毫米。

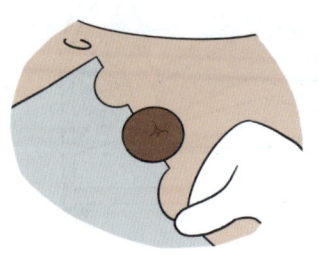 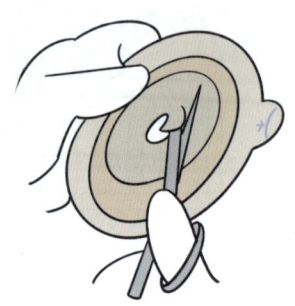

7. 如果造口周围皮肤发红可洒护肤粉，有凹陷，可使用防漏膏/条或防漏贴环。

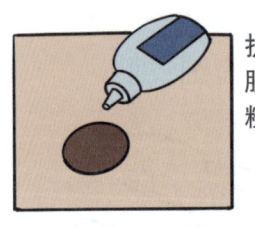 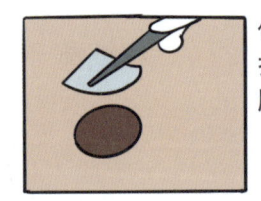 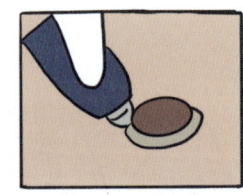

护肤粉　保护膜　防漏膏

8. 对准造口由下而上粘贴造口底盘，轻压内侧周围，再由内向外轻轻加压。

9. 将二件式造口袋与底盘扣紧。

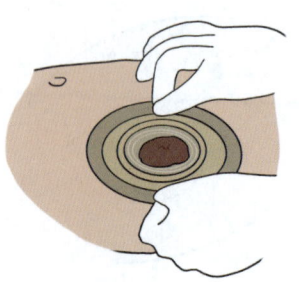 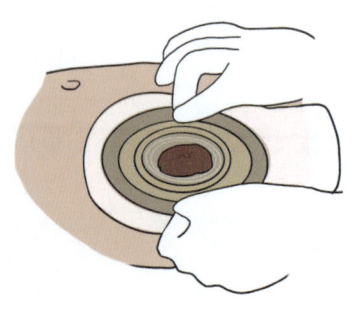

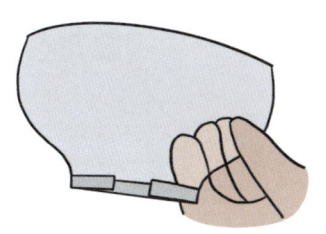

10.关闭造口袋底端开口。

四、使用造口袋小贴士

1.造口底盘发白或卷边时,宜尽快更换,宜在清晨空腹时进行。

2.造口袋内排泄物达到 1/3~1/2 时,应及时排放。

3.避免增加腹内压的动作(如咳嗽、打喷嚏时要用力捂住造口位置,避免久坐、久站、久蹲,避免用力大小便等)。

增加腹内压的动作

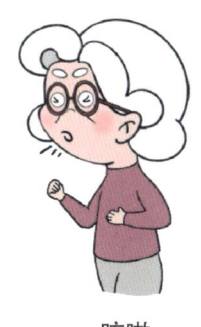 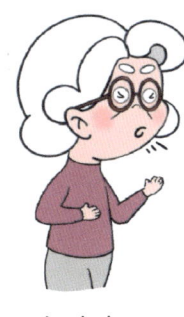 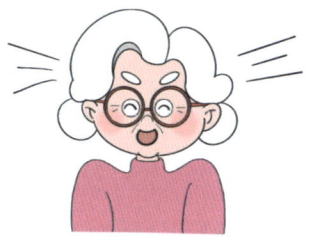

咳嗽　　　　　　打喷嚏　　　　　　　大笑

4.饮食上避免难消化、易产生气体和有异味的食物。

5.应穿着稍宽松的衣服,系腰带时,应避开造口的位置。

6.洗澡时不可泡澡,可直接戴造口袋,淋浴后再更换。

腹腔术后，这样护理

腹腔手术完成了，在住院期间或回家后，可以注意以下几个方面。

一、伤口护理

1. 根据医生指导，定期更换敷料，保持伤口清洁。观察伤口有无红肿、渗出、疼痛等异常情况。

2. 避免剧烈运动和伤口接触水，防止伤口裂开或感染。

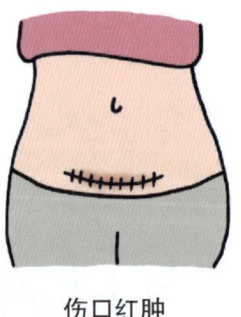

伤口红肿

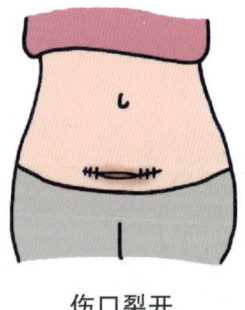

伤口裂开

二、饮食与营养

1. 根据医生的建议，逐步恢复饮食，选择高蛋白、低脂肪、易消化的食物，保证营养摄入。

2. 注意餐具的清洁，避免食物污染。

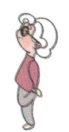

由内而外 心腹无忧

三、术后康复与生活指导

1. 术后应根据老人的恢复情况,尽早进行简单的肢体活动,如下肢屈伸、旋转等,促进血液循环。

2. 初次下床时,应有医护人员或家属陪伴,以防摔倒。活动量应逐渐增加,避免疲劳。

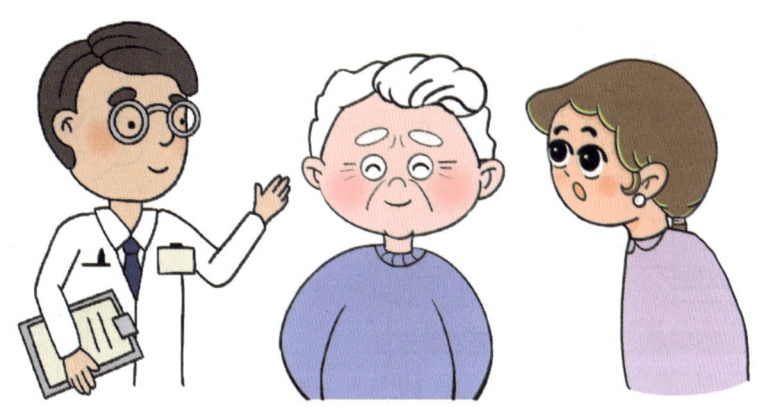

老人初次下床,应有医护人员或家属陪伴

3. 保持良好的作息,避免剧烈运动和重体力劳动。

4. 鼓励家属参与老人的心理支持过程,缓解焦虑等情绪问题。

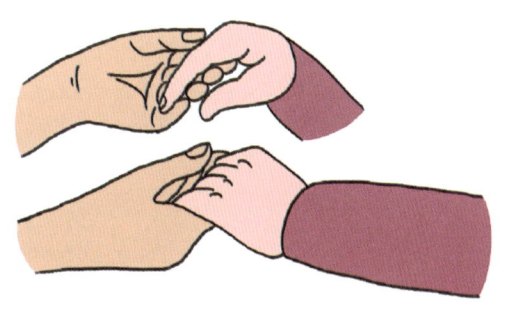

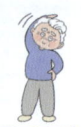

四、定期随访

出院后定期复查,如出现腹痛、腹胀等症状,请及时就医。

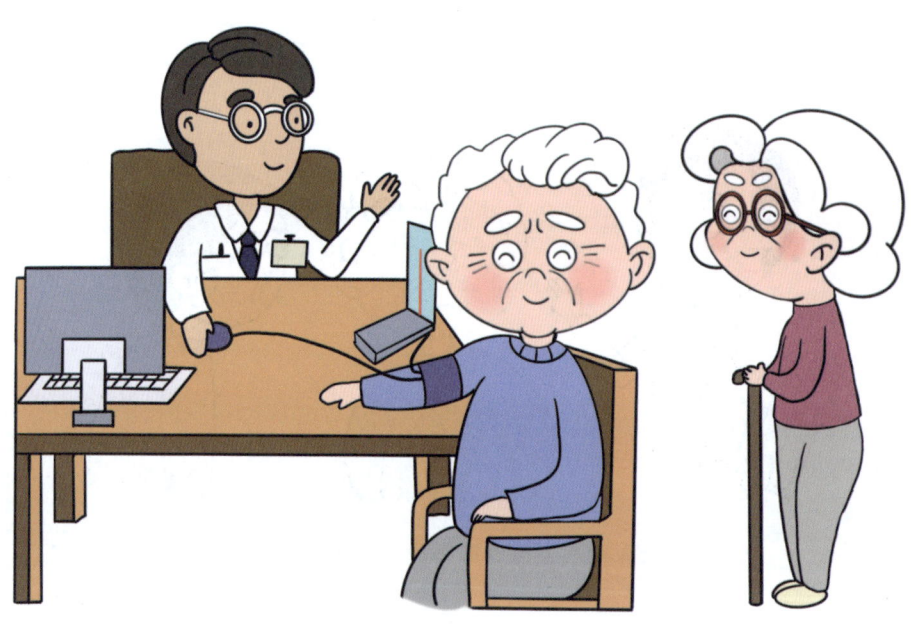

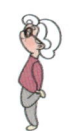

由内而外 心腹无忧

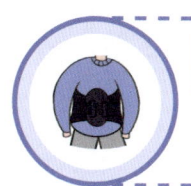

腰——最怕"腰突"和劳损

腰椎间盘突出（简称"腰突"）是很常见的老年疾病，有数据表明，该病在老年群体当中的患病率高达82%左右。如果把腰部比作是房屋，那腰椎就是房子的承重墙和房梁，肌肉和软组织就是一砖一瓦，随着时间迁移和日常劳损，肌肉就会老化，慢慢出现劳损，其力量和韧性大打折扣，无法再维持着腰椎的稳定性。"房屋"的安全问题就随之突显出来，一旦受到外力的损伤，就会诱发更严重的腰部问题，因此做好腰椎养护对于降低"腰突"的发生有着重要作用。

日常养护，"腰"你健康

预防胜于治疗，通过日常生活中的一些简单措施可以有效养护腰椎，从而减少疼痛，保持腰椎健康，避免"腰突"、劳损及骨折的发生。但需注意，若突然出现腰痛，经休息后不能缓解，或者外伤后出现腰痛问题，请及时去正规医院检查，避免耽误治疗。

1. 保持正确的坐姿、站姿，避免久坐久站。

2. 抬举重物的姿势要正确。

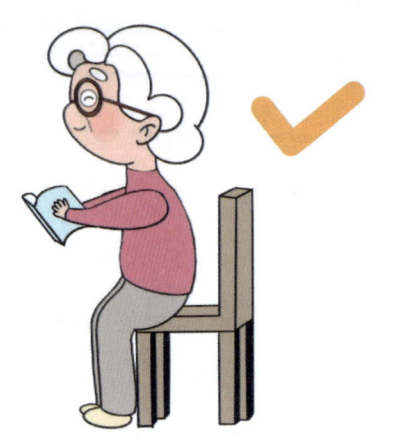

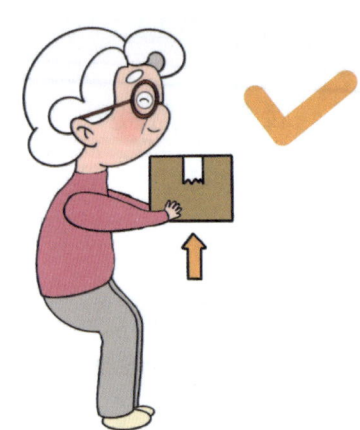

3. 避免肥胖，减少对腰部的压力。

4. 腰部着凉易诱发腰肌劳损，注意腰部保暖。

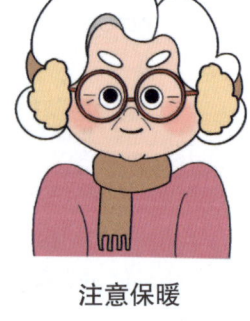

注意保暖

富含钙质的食物

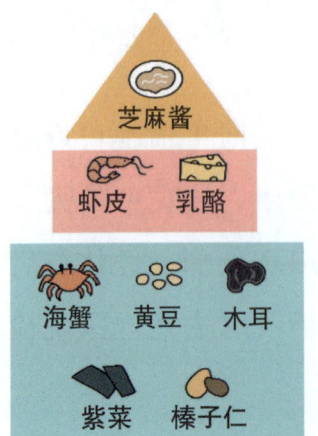

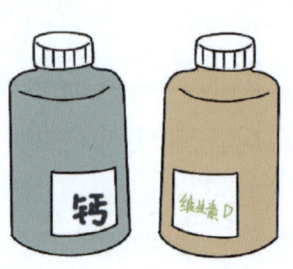

5. 饮食、药物以及日常生活方面补充钙剂，预防骨折。

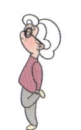

使用腰托,远离疼痛

一、正确佩戴方法

腰托上缘须达肋下缘,下缘至髂前上棘,坐下时不能碰到大腿。松紧以是否能塞进一个手指为宜,切不可太松或者太紧。

腰围的佩戴

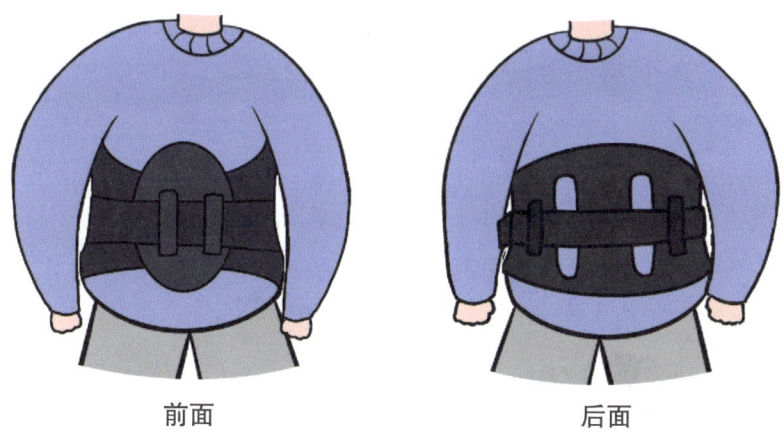

前面　　　　　　　后面

二、注意事项

1. 平卧在床上时佩戴腰托,待穿戴后,侧身起床,切不可起身后再佩戴。

2. 长时间的腰托固定会使腰部肌肉的功能减退,建议每天佩戴腰托的时间控制在 2 小时以内。

腰椎手术后,也要动起来

一、休养康复

腰椎手术后以卧床休息为主,卧硬板床为宜,保证充足的睡眠时间。翻身要保持肩、腰、臀一直线。

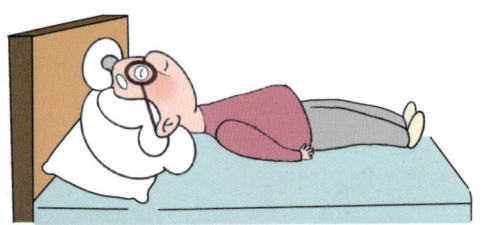

卧硬板床

下床前正确佩戴腰托,采用正确的起床方法。

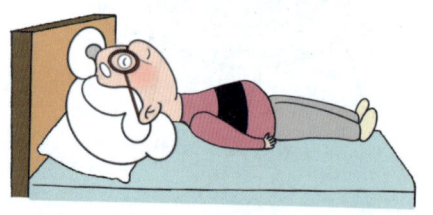

1. 仰面平卧,先戴好腰托

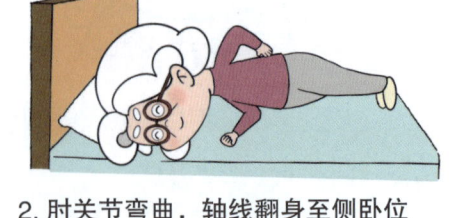

2. 肘关节弯曲,轴线翻身至侧卧位

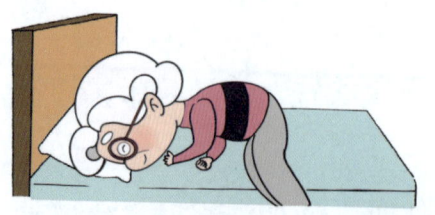

3. 双下肢先离开床面,双手缓慢将身体撑起,直至坐立状态

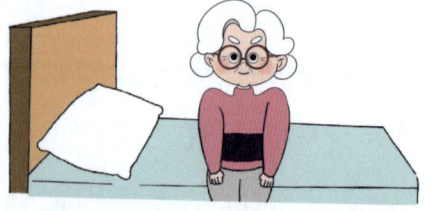

4. 平稳坐在床边,适应2~3分钟,如无头晕,再站起

二、运动康复

术后功能锻炼非常重要,需要按时间循序渐进,强度由弱到强。

1. 第一阶段

下肢肌力锻炼,防止神经根粘连、下肢肌肉萎缩及深静脉血栓的发生。

踝关节背伸背屈运动

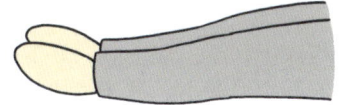

每个动作保持 10 秒,重复 20 次/组,3~4 组/天

仰卧位直腿抬高运动

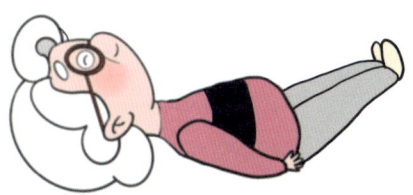 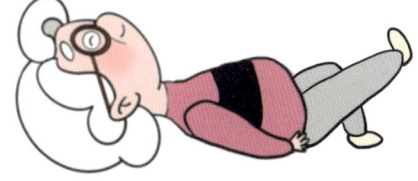

由 30 度开始逐步提高角度,保持时间由 15 秒开始逐渐增加,10 次/组,2~3 组/天

2. 第二阶段

腰背肌锻炼，腰背肌的力量在一定程度上能维持脊柱的稳定性。

飞燕点水法

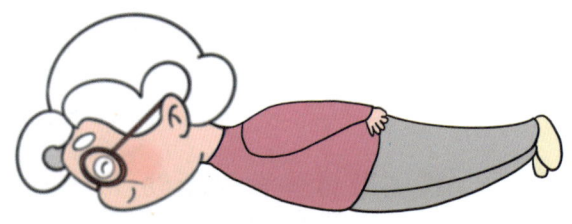

俯卧在硬板床上，头、双上肢、双下肢后伸，腹部接触床的面积尽量小，呈飞燕状。保持10秒，重复20次/组，2~3组/天

桥式运动

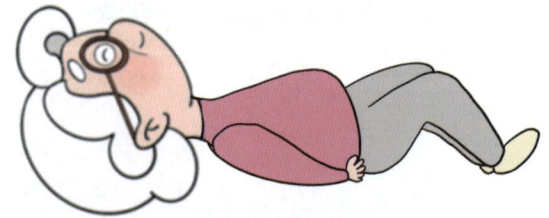

平躺，双脚呈45度拱起，手肘与地面垂直，然后腰部适当用力往上提，保持10秒，复位即可，重复20次/组，2~3组/天

3. 第三阶段

站立及平衡练习，通过锻炼核心肌群和下肢力量，提升稳定性。

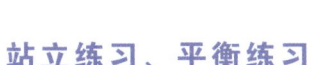

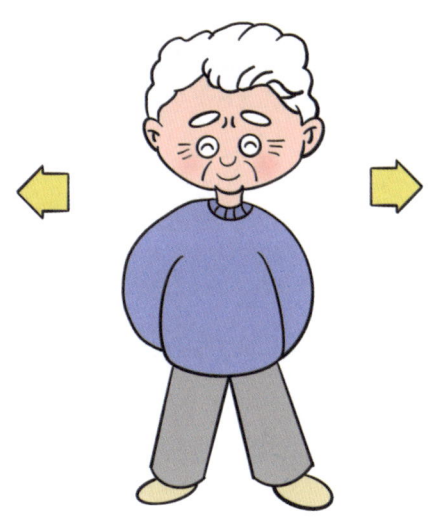

保护下双足分开,与肩同宽,脚尖正向前,下肢及腰腹肌肉收缩,努力控制身体呈正直姿势,保持站立及平衡。5~10分/次,2次/天

保护下姿势同站立,在可控制身体平衡范围内左右交替移动重心。争取可达到移动向一方单腿完全负重站立。5~10分/次,2次/天

三、特别提醒

1. 如伤口出现红肿热痛或体温超过38.5℃(排除感冒因素),请及时就诊。

2. 如锻炼后感到腰部或双下肢肌肉酸痛,请停练几天或适当减量,症状好转后从头开始,再逐渐增加锻炼强度。

3. 伤口拆线2周左右可以洗澡,因洗澡时要去除腰托或支具,一定要有家属保护,防止跌倒或腰部扭动。时间不宜过长。伤口有硬结不要抓掉,防止感染。

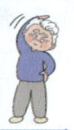

阴部——清洁护理后顾无忧

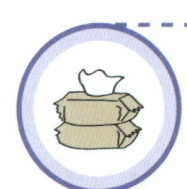

对于泌尿生殖系统术后或留置导尿管的老年人,如果会阴部的护理不当会因为感染、大小便失禁、分泌物过多等,导致生殖器和肛门周围的皮肤刺激或破损。合理清洁不仅能最大限度地清除血污和细菌,还可以促进局部的血液循环。

会阴清洁,从前往后

会阴清洁是保持会阴部卫生的重要护理措施,以下是关于会阴清洁的相关内容。

一、男性会阴清洁方法

1. 擦洗大腿内侧 1/3:由外向内擦洗至阴囊边缘。

2. 擦洗阴茎头部:轻轻提起阴茎,手持纱布将包皮后推露出冠状沟,由尿道口向外环形擦洗阴茎头部。更换毛巾,反复擦洗,特别注意阴茎下皮肤。

3. 擦洗阴囊部:擦洗阴囊及阴囊下皮肤皱褶处。

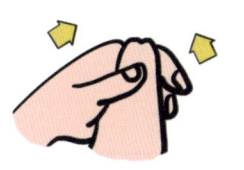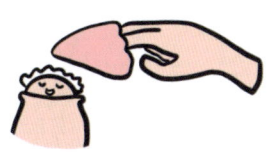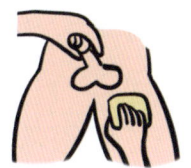

清洁男性会阴

二、女性会阴清洁

1. 擦洗大腿内侧：由外向内擦洗至大阴唇边缘。

2. 擦洗阴阜。

3. 擦洗阴唇部位。

4. 擦洗尿道口和阴道口：分开阴唇，暴露尿道口和阴道口。由上到下从会阴部向肛门方向轻轻擦洗各个部位，彻底擦净阴唇、阴蒂及阴道口周围部分。

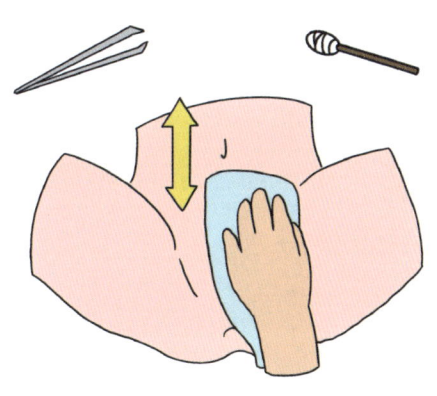

清洁女性会阴

5. 冲洗：置便盆于臀下，一手持装有温水的大量杯，一手持夹有棉球的大镊子，边冲水边擦洗会阴部。从会阴部冲洗至肛门部，冲洗后，将会阴部彻底擦干。

6. 擦洗肛周及肛门：侧卧，擦洗肛门及肛门周围。

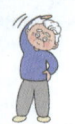

尿失禁,轻松应对不再"漏"

尿失禁是指老年人的膀胱括约肌不受意识控制,而不由自主地排出尿液的现象。

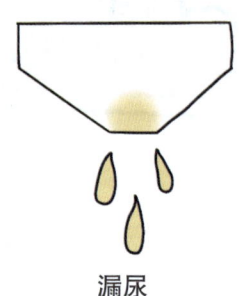

漏尿

一、生活调摄

1. 建议尿失禁老人每日饮水量在 1 500～2 000 毫升,饮水应少量、多次,夜尿多的老人在睡前 3 小时减少或避免液体摄入。

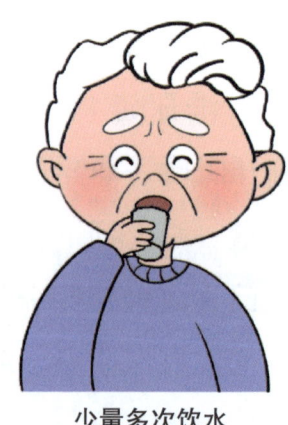

少量多次饮水

2. 皮肤清洁和干燥:及时做好皮肤的清洁、隔离和保护,避免皮肤暴露于尿液中。失禁发生后应尽快清洗。

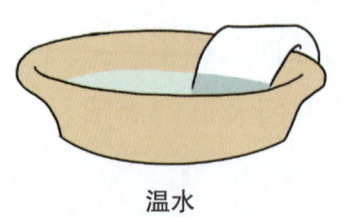

温水

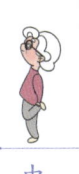

3. 避免用力清洗和摩擦皮肤，以轻柔按压方式清洁皮肤。清洗后，宜使用柔软的一次性无纺布或吸水毛巾，用轻柔手法拍干皮肤。

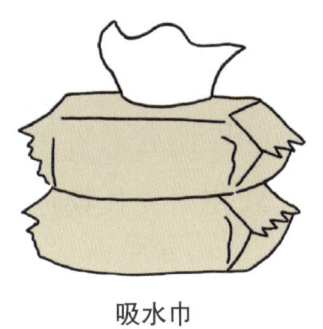

吸水巾

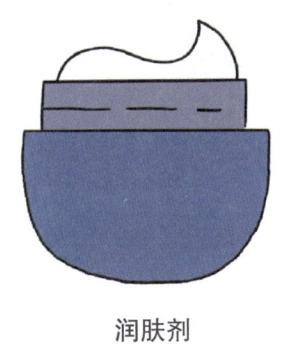

润肤剂

4. 干燥后可涂抹皮肤保护剂，必要时用润肤剂促进皮肤修复。要选择合适、吸湿性强、通气性良好的护理垫、纸尿裤等辅助护理用品。

5. 日常均衡饮食，避免食用对膀胱有刺激作用的食物，如咖啡因、酸性食物等。

二、排泄护理

1. 护理用品脏后应及时更换，每次更换时需清洗会阴部皮肤，勤换衣裤、床单等。

2. 定时排尿、使用便器，建立规则的排尿习惯，促进排尿功能的恢复。

3. 使用合适的便器：夜间可为老人以使用尿壶、集尿器的方式接取尿液。女性老人可用女士尿壶紧贴外阴部，接取尿液；男性老人可用阴茎套连接集尿袋接取尿液，但此法不宜长期使用。长期尿失禁的老人，必要时可留置导尿管。

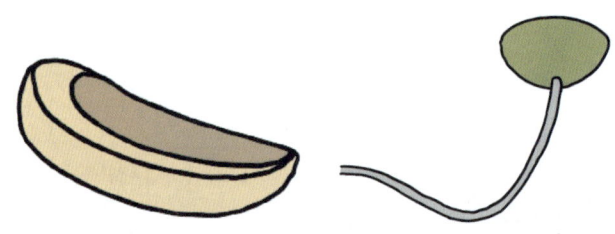

尿壶、集尿器

4. 保持室内空气清新：室内经常开窗通风换气，除去不良气味，保持空气新鲜。

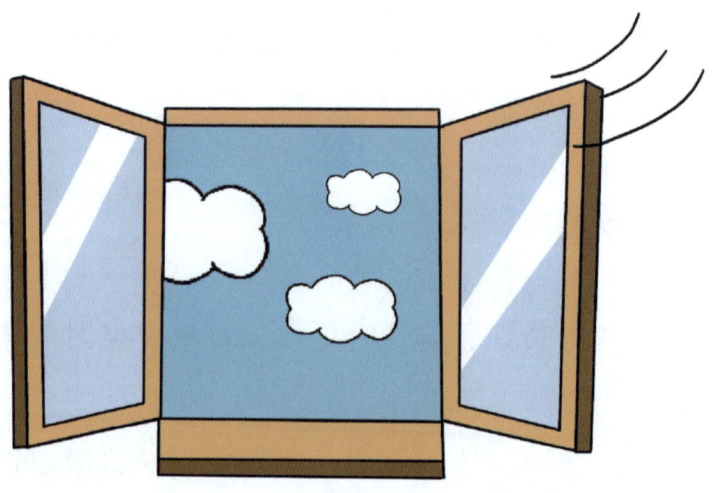

三、功能训练

尿失禁老人可以采用膀胱训练及盆底肌训练。膀胱训练一般持续6周,包括老年人严格遵守上厕所的时间表,开始是每2小时上一次厕所,但两次之间的时间间隔应该逐渐增加,以改善膀胱控制功能。盆底肌训练可以通过加强尿道周边肌肉、提高尿道闭合度来有效控制尿液泄漏,频率为每周2~3次,每次3组,每组10次。

盆底肌功能训练

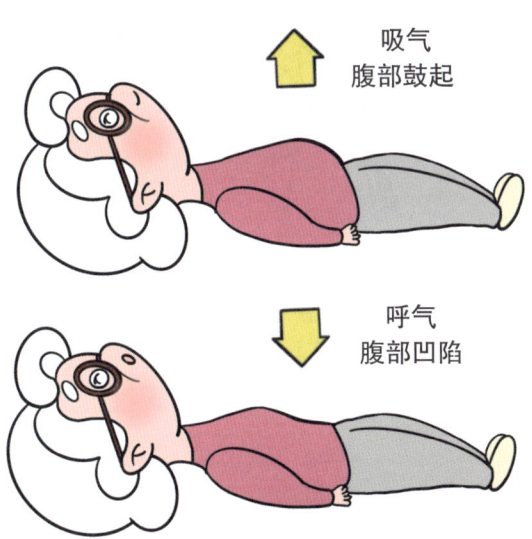

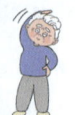

带着导尿管回家不要愁

导尿管的学名叫留置导尿管,导尿后,将导尿管保留在膀胱内,可以引流尿液。导尿管对老人的生活影响并不大,只要做好导尿管的日常护理,预防尿路感染,减少导尿相关并发症,老人可以一如既往地生活和工作。掌握导尿管居家护理小妙招,带"管"回家不用愁。

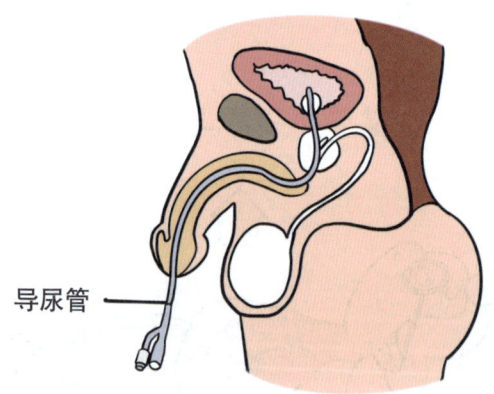

导尿管

一、适应证及禁忌证

1. 适应证

(1)急、慢性尿潴留或膀胱颈梗阻。

(2)难治性尿失禁。

(3)需要长时间卧床。

(4)外科围手术期。

(5)需要精确监测尿量。

（6）其他：需要实施膀胱冲洗。

2. 禁忌证

（1）急性尿道炎。

（2）急性前列腺炎、附睾炎。

（3）尿道完全断裂。

（4）尿道狭窄，导尿管无法插入。

（5）女性经期。

二、导尿管分类

1. 导尿管类型

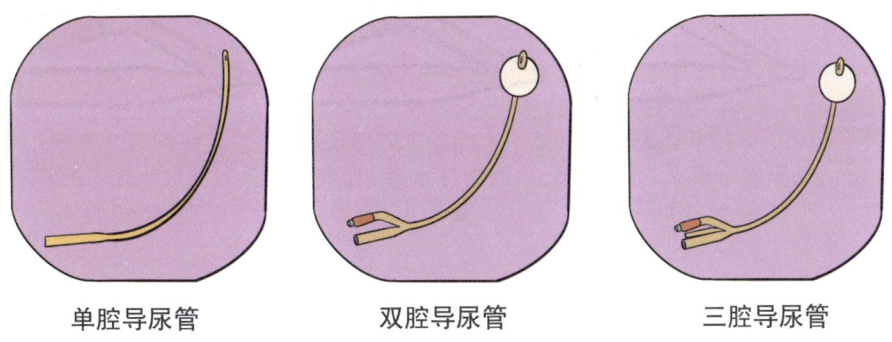

单腔导尿管　　　双腔导尿管　　　三腔导尿管

2. 导尿管型号

目前的导尿管型号多为 6~30 号（仅偶数）。长期导尿管（最长 12 周）材质包括硅胶、涂层乳胶或涂层硅（含水凝胶）等。

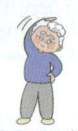

可选型号

儿童型 8FR（配导丝）

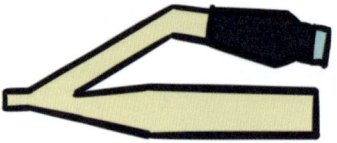

外径 2.7 毫米
气囊注水量 3～5 毫升
管长 27 厘米

儿童型 10FR（配导丝）

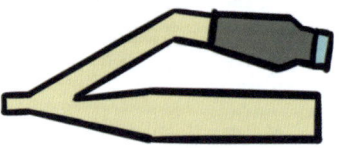

外径 3.3 毫米
气囊注水量 3～5 毫升
管长 27 厘米

12FR	14FR	16FR
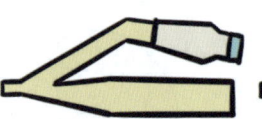		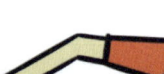
外径 4.0 毫米 气囊注水量 5～10 毫升 管长 40 厘米	外径 4.7 毫米 气囊注水量 30 毫升 管长 40 厘米	外径 5.3 毫米 气囊注水量 30 毫升 管长 40 厘米

18FR	20FR	22FR
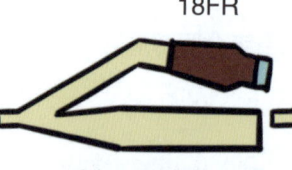	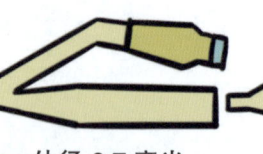	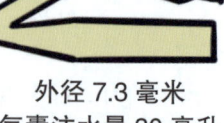
外径 6.0 毫米 气囊注水量 30 毫升 管长 40 厘米	外径 6.7 毫米 气囊注水量 30 毫升 管长 40 厘米	外径 7.3 毫米 气囊注水量 30 毫升 管长 40 厘米

三、日常清洁与护理

1. 保持清洁

（1）每天至少两次使用生理盐水清洁尿道口及周围皮肤，保持干燥，不建议常规使用抗菌溶液进行日常清洁。

（2）定期更换清洁用品，如无菌棉签、消毒液等，确保使用过程中的无菌操作。

（3）会阴护理时注意由内向外（以尿道口为中心，向周围擦拭），自上而下（遵循从尿道口向肛门方向擦拭）。擦拭用物每次一更换，避免重复污染。

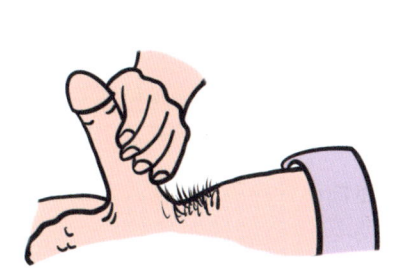
男性患者会阴部清洁护理

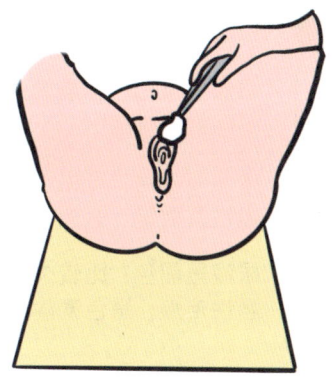
女性患者会阴部清洁护理

2. 密切观察

（1）密切关注尿液的颜色、气味和量，正常尿液是淡黄色、清澈透明的液体，几乎没有气味，如有浑浊、异味、血尿或尿量突然减少等情况，应及时联系医护人员。

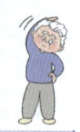

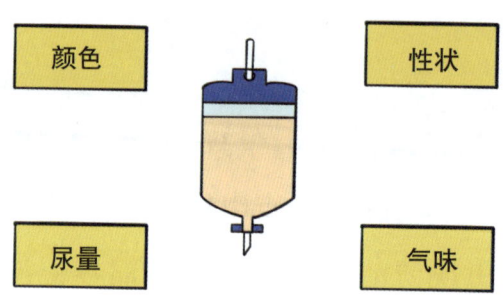

正常尿液是黄色、淡黄色的透明液体，喝水越多，颜色越淡

尿液变红色：泌尿道部位有损伤出血，会引起血尿，比如急性肾炎，泌尿系统结石、结核或肿瘤等。全身性疾病如血液病、某些传染病也常常会出现血尿

尿液像浓茶：经常出现黄褐色像浓茶样的尿，可能是肝胆有问题

尿液呈乳白色：最常见的是丝虫病时的乳糜尿、严重泌尿系统感染引起的脓性尿

尿液变棕色：可见于急性肾炎、急性黄疸型肝炎、肾脏挤压伤、溶血性贫血等，也有可能是服用了呋喃妥因或者大黄等药物

尿液呈黑色：比较少见，常发生于急性血管内溶血的病人，如恶性疟疾；黑色素瘤也会导致黑色尿液

（2）集尿袋观察：当集尿袋内尿液量达到集尿袋容量的3/4时，要及时排空集尿袋。排空集尿袋时，用酒精擦拭集尿袋接头，避免集尿袋接头接触集尿容器。

（3）管道观察：保持引流装置的密闭性，防止其被污染。

（4）记录每日尿量，以便评估肾功能和水分摄入情况。

四、固定与引流

1. 妥善固定

（1）使用医用胶带或专用固定装置将导尿管稳妥地固定在合适位置，对于老年男性建议将导尿管固定在其腹部；对于老年女性，议建议将导尿管固定在其腿部，避免因身体活动导致尿管牵拉、扭曲或脱出。

（2）搬运老人时，先夹闭引流管，防止尿液逆流，安置好老人后再及时打开引流管。

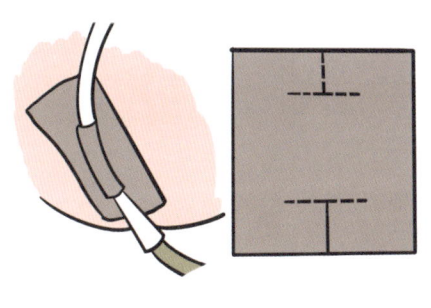

大"I"法

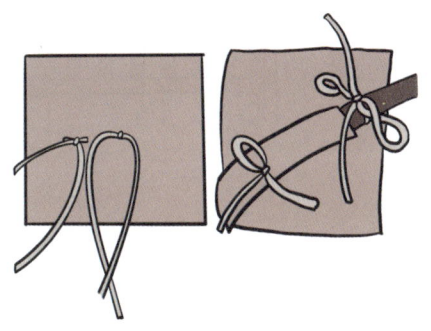

结绳固定法

2. 引流通畅

（1）确保导尿管没有打折、受压或堵塞，保持尿液引流通畅。如发现引流不畅，应及时查找原因并处理。

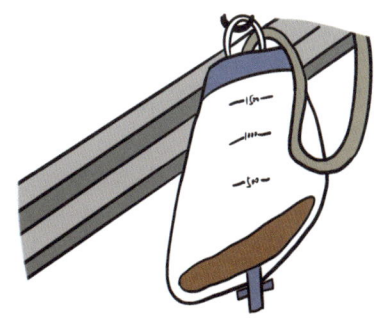

避免导尿管弯折

（2）尿袋位置应低于膀胱水平（通常低于腰部），站立时最好放在膝部位置，卧位时可使用别针悬挂于床旁，防止尿液逆流。

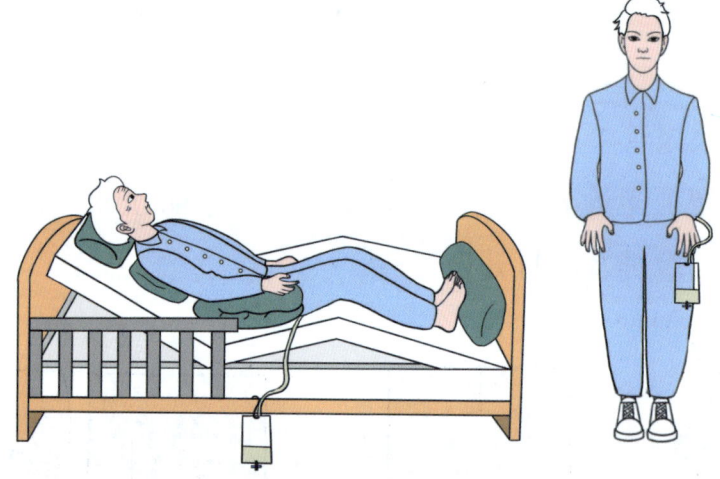

无论姿势如何，尿袋都要低于膀胱

五、做好手卫生及无菌操作

1. 对留置导尿管进行操作时，应做好手卫生（遵循七步洗手法洗手）。

2. 排空集尿袋等操作前、后应进行手卫生；当手部被尿液污染时，应洗手。

3. 护理留置导尿管时，应露出手臂肘部以下部位，摘掉手腕和手指上的首饰，确保指甲短、干净、没有指甲油。

七步洗手法

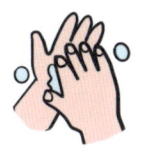 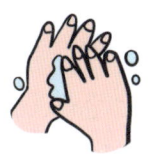 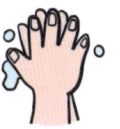

手掌对手掌揉搓　　　手背交替揉搓　　　手指交叉搓一搓

 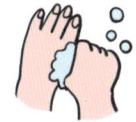 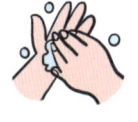 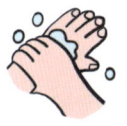

双手互握指背揉搓　拇指旋转揉搓　指尖在掌心揉搓　手腕交替揉搓

由内而外　心腹无忧

六、饮食与活动

1. 合理饮食

根据病情和医嘱合理安排饮食，鼓励老人多喝水（除心功能不全、肾衰竭等需要控制饮水量的老人外），每日饮水量建议达到2 000毫升以上，以增加排尿量，达到自然冲洗尿道的作用，减少感染风险。

避免食用辛辣、刺激性食物和过多油腻食物，这些食物可能对泌尿系统产生不良影响。

2. 适当活动

进行适当的活动，避免长时间卧床不动，以促进血液循环和减少并发症的发生。活动时注意保护导尿管，避免过度牵拉。

3. 心理支持

留置导尿管可能会给老人带来心理上的压力和不适，如焦虑、尴尬等。家属应给予充分的理解、支持和安慰，帮助老人缓解心理压力，保持积极的心态。可鼓励老人与家属或医护人员多沟通交流，及时表达感受和需求。

七、特殊情况处理

1. 出现以下情况应及时就医

（1）如出现发热、尿液浑浊、有结晶、尿道疼痛、尿道口分泌物增加、漏尿等情况，应及时就医，切勿自行处理或拔除尿管。

（2）定期检查导尿管是否完好，如有老化、破损或漏液等情况，应及时至医院更换。

2. 紧急情况预防及处理

（1）导尿管堵塞

预防措施：保持良好饮食习惯，进行尿道管理。每天至少排出 2 升尿液。定期排空集尿袋，保持尿管通畅。如引流袋放置过低，引流管中尿液受真空效应影响可能将黏膜吸入导管孔隙，故需注意抬高引流袋。

处理措施：积极查找原因，导尿管堵塞应及时就医更换，检查有无膀胱结石。

（2）导尿管滑脱

首先检查气囊液体是否填充正确，然后检查气囊或阀门是否存在故障。不推荐使用更大尺寸的导尿管或气囊。

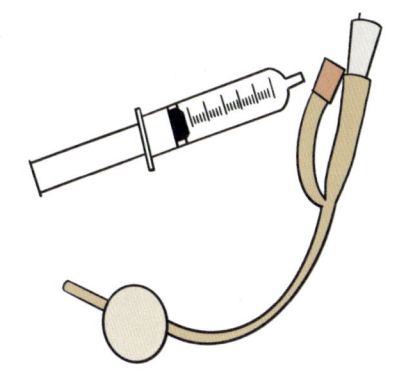

（3）尿道旁漏尿

预防措施：确保导尿管及集尿袋被支撑。确保引流袋低于病人膀胱水平。

处理措施：调整导尿管位置；若没有缓解应更换新的导尿管，型号应比之前的大 2~4F；若尿液外漏是由于逼尿肌过度活动/膀胱无抑制性收缩所致，可使用抗胆碱类药物缓解尿液外漏现象。

（4）导尿管相关尿路感染

留置导尿管后或拔除导尿管 48 小时内出现尿路感染相应的症状、体征，如发热、寒战、神经状态的改变、全身乏力、嗜睡、急性血尿、骨盆不适及耻骨上压痛等，且无其他原因可以解释，应高度怀疑本病。留取清洁中段尿标本做细菌培养，可协助诊断。

处理措施：应在症状出现时开始使用抗生素，如老人出现脓毒症或危及生命的感染征兆，应立即给予抗生素治疗。

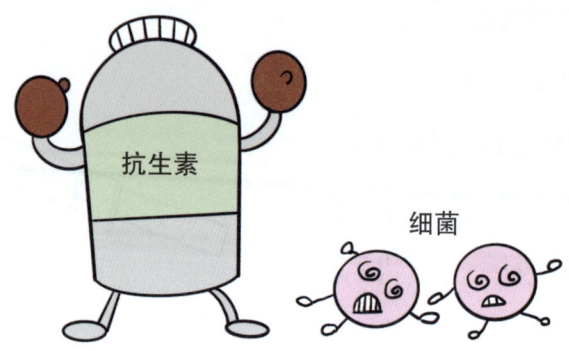

（5）紫色尿袋综合征

这是一种罕见疾病，常见于插管或便秘病人，表现为导尿管引流系统内尿液呈现紫色。避免这种情况，需要强调良好的导管护理和对便秘进行治疗。

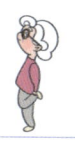

大便失禁,清爽"菊"部有办法

随着年龄的增长,老年人肛门括约肌和直肠肌肉功能逐渐减弱、肠道蠕动减缓,极易出现大便失禁。大便失禁表现为大便不自主地流出肛门外,是排便功能紊乱的一种症状。严重的大便失禁可能会导致局部感染如肛周脓肿、尿路感染,老年人可能会产生自卑、焦虑等负面情绪;部分老年人还会由于皮肤长期或反复暴露于尿液、粪便中,导致皮肤炎症反应。因此,对老年人进行正确的大便失禁照护不仅能有效预防皮肤破损、感染等并发症,还能维护老年人的自尊、减轻其心理负担,从而改善老人的生活质量。

一、饮食护理

1. 推荐食用:苹果、稀饭、酸奶、面条、米汤等。

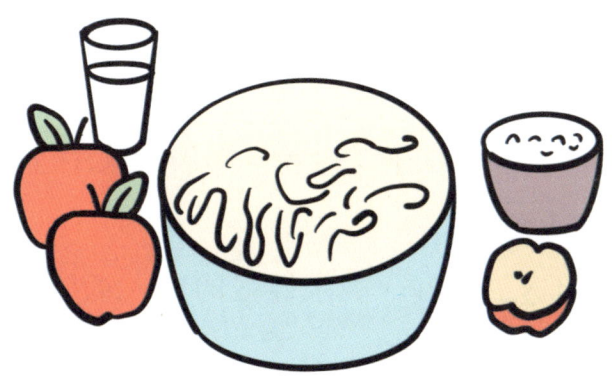

2. 限制饮食如下。

（1）富含纤维的食物：菠萝、柚子等。

（2）胀气食物：牛奶、豆类等。

（3）含糖量较高的食物：八宝饭等。

（4）蛋白质食物：鸡蛋、鸭蛋等。

（5）脂类食物：肥肉、奶油等。

（6）不易消化的食物：蜜饯、杏仁等。

（7）碳酸饮料、浓茶、咖啡、生冷和刺激性食物。

三、皮肤护理

1. 皮肤照护

（1）保持清洁：及时清理粪便，使用一次性柔软纸巾，蘸温水轻柔清洗肛周皮肤，不可使用肥皂。

（2）保持干燥：清洗干净后用柔软的毛巾轻轻拍干或吸干水分，避免用力擦拭。

（3）使用护肤产品：在肛周皮肤上使用造口粉、皮肤保护膜等。

（4）按照清洗－抹干－涂粉－喷膜的顺序进行护理。

2. 使用辅助用具

（1）选用透气性好、吸水性强的成人纸尿裤或护理垫。及时更换，保持皮肤干爽。

（2）在医生指导下使用卫生棉条。

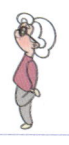

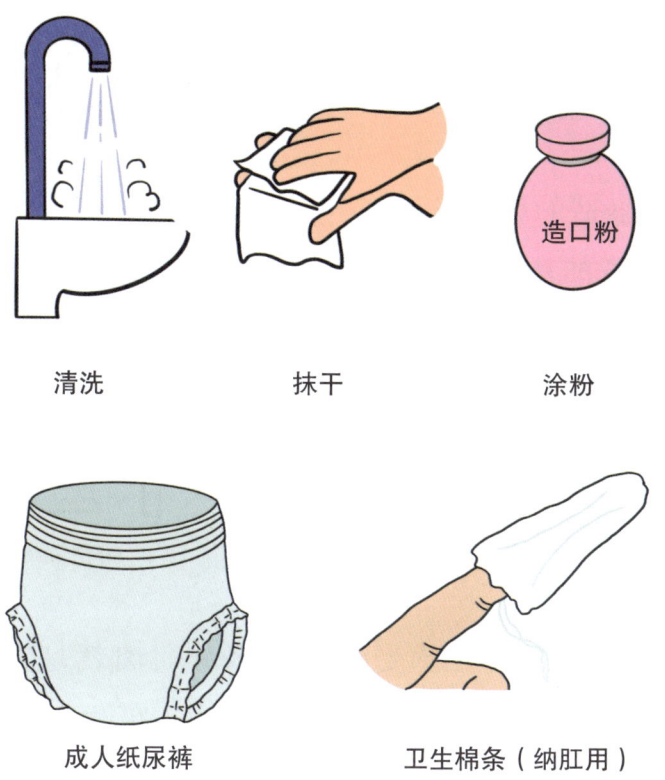

清洗　　　　　抹干　　　　　涂粉

成人纸尿裤　　　　卫生棉条（纳肛用）

四、心理照护

1. 营造和谐的家庭氛围，给予关爱陪伴。
2. 尊重个人意愿，及时排解焦虑。
3. 保持社交联系，参与社区活动。

五、功能锻炼

1. 排便训练

（1）时间：每天起床或早餐后进行排便训练，建立条件

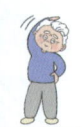

反射。

（2）如厕：强调一有便意就及时如厕的重要性，并提供便利舒适的如厕条件。

2. 盆底肌功能锻炼

排空膀胱后，选择舒适的体位，平躺。

（1）找到盆底肌：采用两种方法找到盆底肌，第一种方法为憋尿法，在小便过程中尝试夹断尿流，感受收紧的部分肌肉就是盆底肌；第二种方法为指检法，适用于老年女性。可先洗净双手，将一只手放在阴道内，收紧阴道及肛门一带，可感到手指被周围肌肉裹紧，此部位肌肉就是盆底肌。

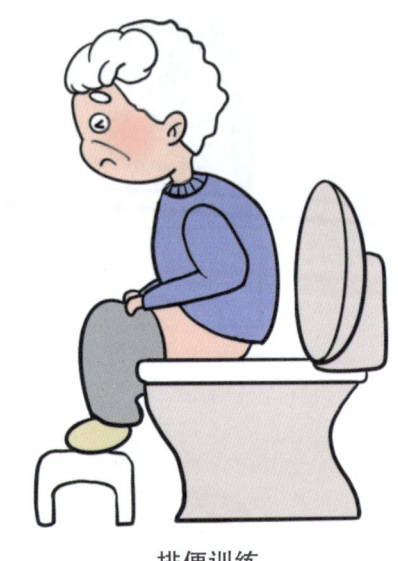

排便训练

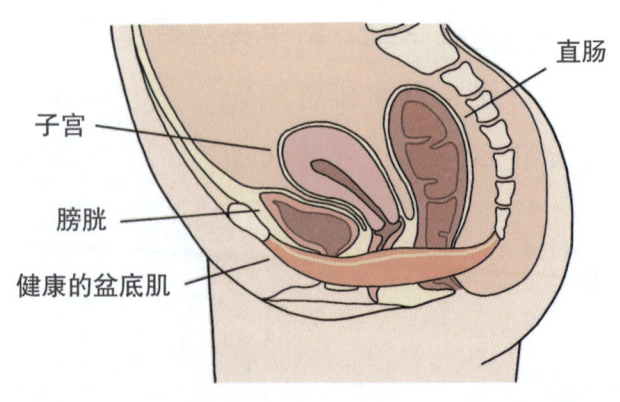

（2）提肛运动：老年人取屈膝仰卧位，嘱咐老年人收缩臀部，提肛，收紧尿道及肛门3秒，缓慢放松。

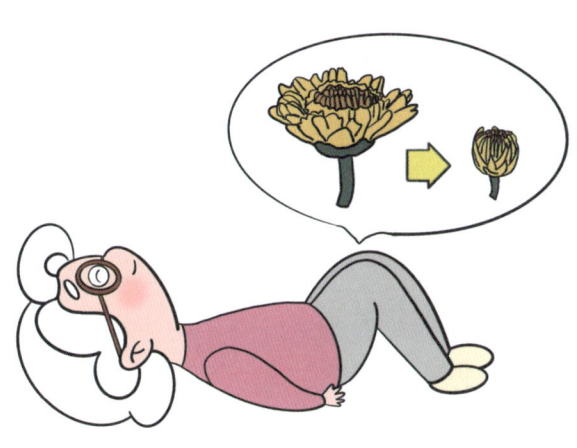

提肛运动

（3）桥式运动：嘱老年人仰卧在床上，双腿弯曲至直角，双手放于身体两侧，向上抬起臀部，脊柱和大腿保持一直线，停留此位置3秒，再缓慢回到原位。重复10次，此为1组，每天进行3组。

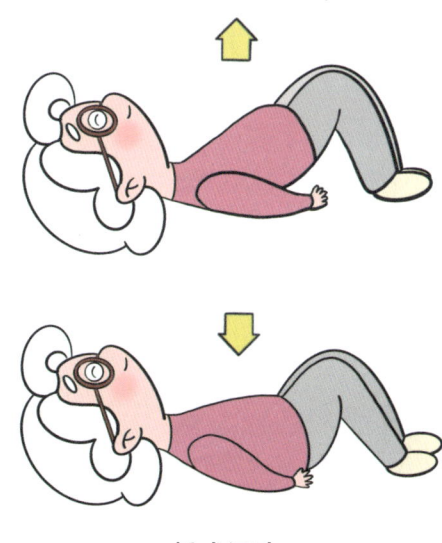

桥式运动

（4）交替抬腿训练：嘱咐老年人仰卧在床上，双腿弯曲，双手放于身体两侧，缓慢吸气，右腿抬离地面，大腿与躯干呈直角，停留几秒，缓慢呼气；接着放下右腿，重复左腿，吸气，左腿抬离地面，与躯干呈直角，停留几秒，呼气，缓慢放下。两条腿重复交替，共10次。10次为1组，每天进行3组。

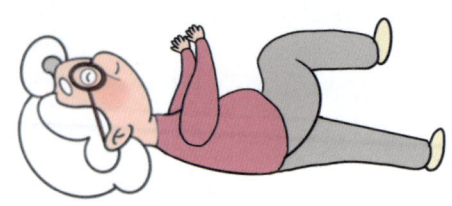
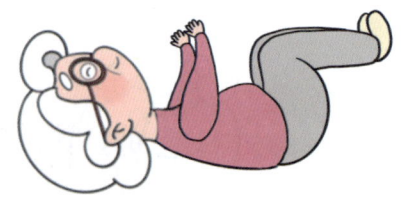

交替抬腿

放松训练操

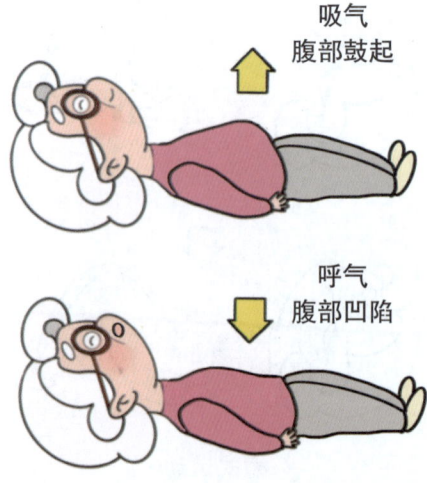

吸气 腹部鼓起

呼气 腹部凹陷

（5）放松训练操：老年人身体保持平衡，闭上双眼，吸气时感觉新鲜空气进入体内，呼气时浊气慢慢排出。吸气、呼气共10次，双手合十放于胸前，搓热双手，掌心放于眼眶处，温热双眼，慢慢放下双手，睁开眼睛。

肛门清洁，远离不适

肛门是身体的"出口"，负责排出废物和废气。它周围有肌肉控制排便，还有汗腺和皮脂腺，保持局部湿润。

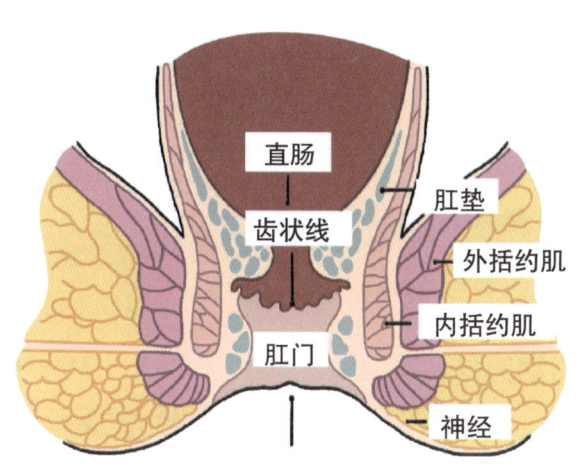

一、肛门部位常见问题

1. 痔疮：长期便秘或久坐可能导致痔疮，让人感到疼痛和不适。

2. 肛裂：大便干燥或用力过猛，可能导致肛门皮肤撕裂，引起疼痛。

3. 肛门瘙痒：汗腺和皮脂腺的分泌物可能导致肛门周围皮肤瘙痒。

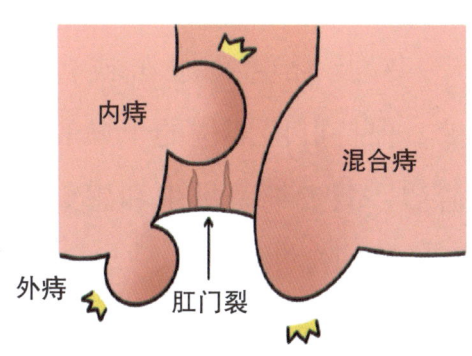

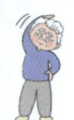

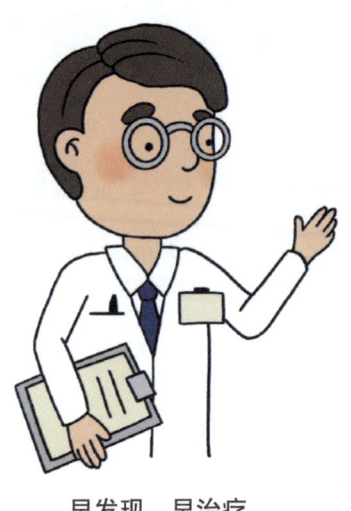

早发现,早治疗

定期检查肛门部位,观察是否有异常的肿块、疼痛、出血、瘙痒等症状。如果发现排便习惯发生改变,如便秘、腹泻等,应及时就医检查。可使用膏药、栓剂等药物缓解症状,减轻疼痛和肿胀。严重时可能需要手术治疗。

二、正确的清洁方法

1. 用温水清洗肛门,避免使用过热的水和肥皂,以免刺激皮肤。

2. 用柔软的卫生纸或湿巾轻轻擦拭肛门,避免过度用力导致皮肤受损。

3. 及时更换尿布或内裤,保持肛门部位的干燥和清洁,减少细菌滋生和感染的风险。

4. 女性老人擦拭时,应

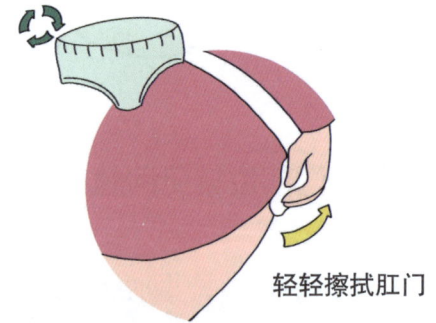

及时更换内裤

轻轻擦拭肛门

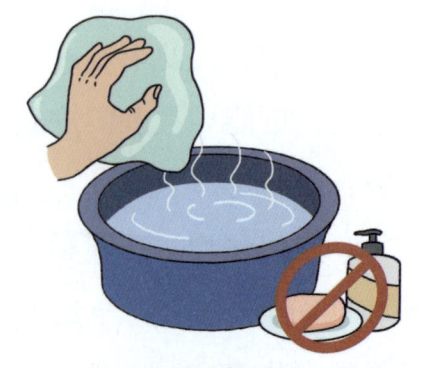

避免刺激皮肤

从前往后擦拭，避免将肛门部位的细菌带到尿道和阴道区域。

三、注意饮食和生活习惯

1. 多喝水、多摄取富含纤维素的食物，可以软化大便。
2. 避免过度饮酒和辛辣食物，减少对肛门部位的刺激。
3. 保持良好的排便习惯，避免长时间便秘或腹泻，以免对肛门部位造成不良影响。

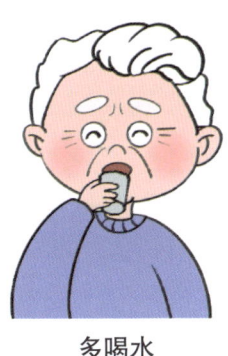

多喝水

手足皮肤　并非小事

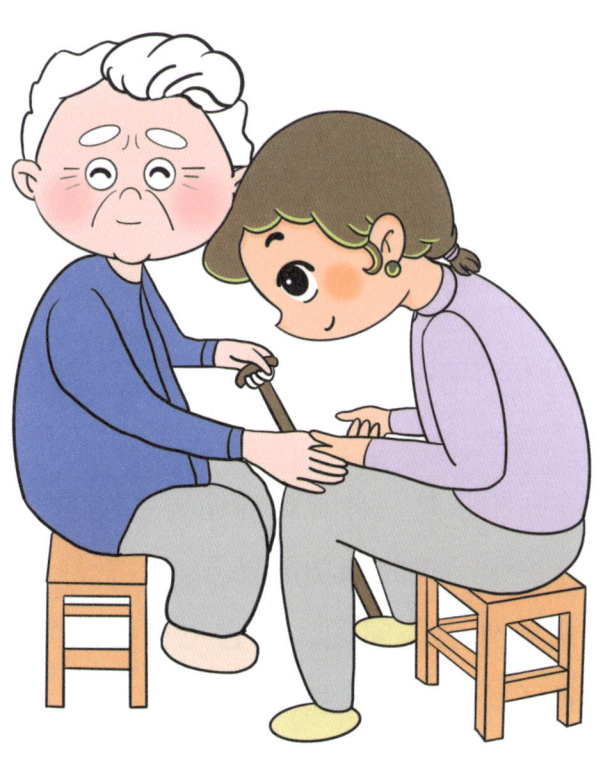

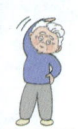

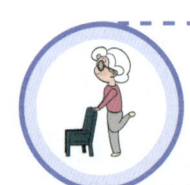 腿——祝您健步如飞

静脉曲张是老年人常见的腿部问题之一。这不仅会引起腿部疼痛、沉重感,严重时还可能导致皮肤溃疡。因此,老年人应加强腿部锻炼,促进血液循环,避免长时间站立或久坐不动,以预防静脉曲张的发生。

膝关节问题也是困扰老年人的常见腿部健康难题。随着年龄的增长,膝关节软骨逐渐磨损,关节间隙变窄,导致关节疼痛、僵硬和活动受限。这不仅影响老年人的日常行走,还可能引发关节炎等疾病。为了保持膝关节的健康,老年人应注重腿部肌肉的锻炼,增强关节的稳定性,同时避免过度使用关节,减少关节损伤的风险。

静脉曲张,这样帮助血液回流

下肢静脉曲张是一种常见的循环系统的疾病,主要表现为下肢静脉扩张、扭曲和功能异常。尽管静脉曲张通常被认为是一种影响外观的问题,但它也可能引发严重的健康问题,比如溃疡、血栓形成和出血等。随着年龄的增长,静脉曲张的发病率也会增加。长时间站立或坐位、缺乏运动、肥胖等因素都可能会增加患静脉曲张的风险。

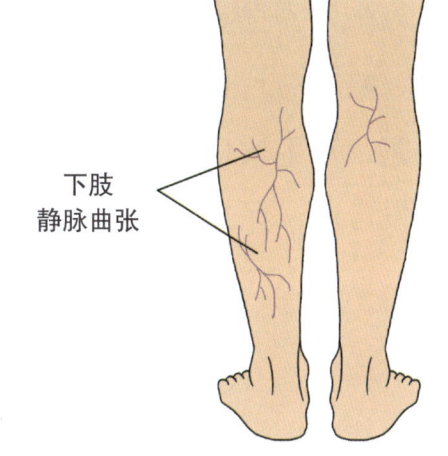

下肢静脉曲张

一、足部和腿部运动指导

1. 踝泵练习

屈伸运动：老人躺或坐在床上，下肢伸展，大腿放松，缓缓勾起脚尖，尽力使脚尖朝向自己，至最大限度时保持10秒，放松。反复地屈伸踝关节，每个小时练习5分钟，一天练习5~8次。

绕环运动：老人躺或坐在床上，下肢伸展，大腿放松，以踝关节为中心脚趾做360°环绕，尽力保持动作幅度最大。可顺时针和逆时针交替进行，频率同屈伸运动。

踝泵练习

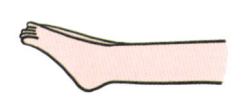

脚向下踩，让脚尖向下，保持时间尽量长

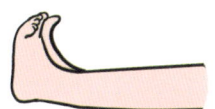

背伸，尽最大角度向上勾起脚尖保持时间尽量长

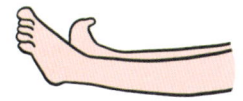

内翻/外翻，双脚同时向内或向外做环绕运动

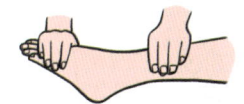

协助患者脚尖向下踩5~10秒

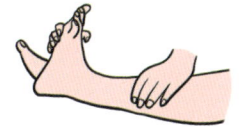

协助患者最大限度向上勾脚

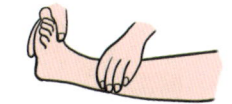

协助患者双脚同时向内或向外环绕运动

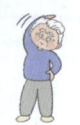

2. 足部和腿部血管保健操

第一节：双腿分开与肩同宽，双手扶住椅背，膝盖慢慢弯曲，保持2秒恢复原位，重复10次。

第二节：双手抓紧椅背，双脚保持平衡，抬起脚后跟，尽量抬高放下，每个动作保持2秒，重复10次。

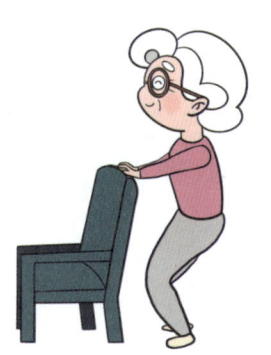

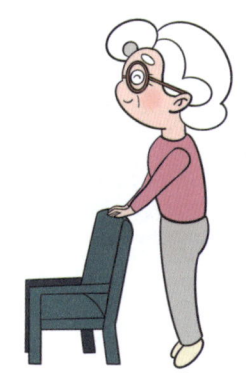

第三节：双手扶住椅背，保持身体平衡，右腿抬起45°，放下，每条腿重复15遍。

第四节：右手扶住椅背保持身体平衡，抬起左腿，尽可能抬高，每次抬高时间维持6秒，以上动作每条腿重复10次。

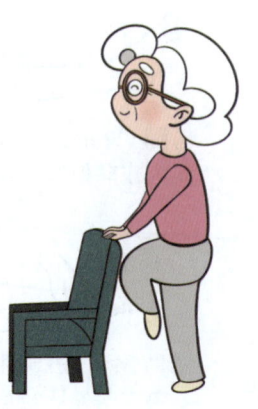

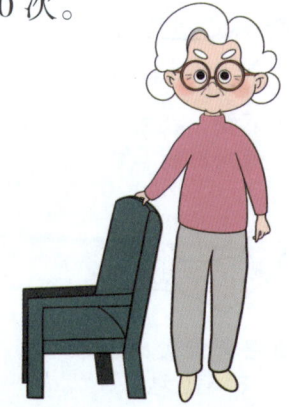

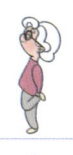

第五节：双手扶住椅背保持身体平衡，双腿分开与肩同宽，足趾沿着地面向后延伸。保持1秒，恢复，每次每条腿各做10遍，其间保持腿部伸直。

第六节：双手扶住椅背，保持身体平衡，抬起脚后跟，尽量靠近臀部，保持1秒，两条腿各重复10次。

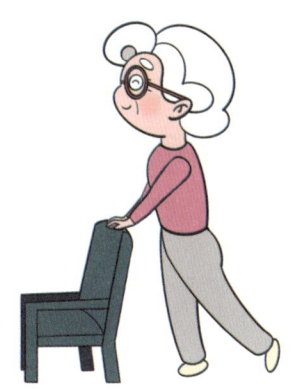

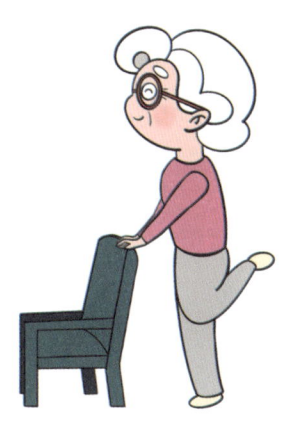

第七节：坐在椅凳上，人微微向后倾斜，双手扶住椅凳两侧，抬起一侧腿的膝盖，将膝盖完全打开，保持1秒恢复，每条腿重复10次。

第八节：坐在椅凳上，双手扶住椅凳两侧，抬高膝盖，尽量向腹部靠近，双腿交叉进行，重复10次。

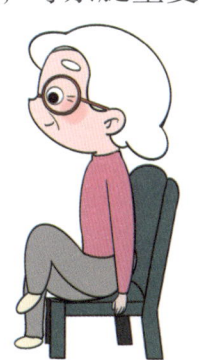

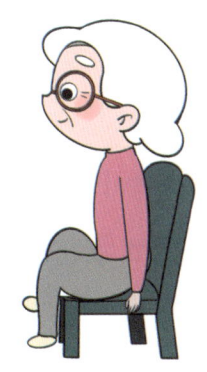

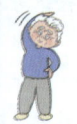

二、日常生活护理

1. 体位与活动：卧床休息或睡觉的时候抬高患肢20～30°，以利静脉回流。避免久坐或久站，使血流缓慢引起血栓形成。坐时双膝勿交叉或盘腿，以免压迫腘窝静脉，影响血液回流。

2. 保护患肢：老年人勤剪指甲，勿搔抓皮肤，避免肢体外伤，以免造成曲张静脉出血。

3. 避免腹内压增高：多吃高纤维、低脂肪的饮食，保持大便通畅，防止便秘；肥胖者应有计划地减肥；避免穿过于紧身的衣服。

三、正确穿脱弹力袜

弹力袜作为一种普遍的医疗辅助用品，能够有效缓解腿部静脉曲张、水肿以及疲劳等症状，并提升舒适度与运动效能。恰当地选择、穿着以及维护弹力袜，对于保障其功效和耐用性至关重要，进而为您的健康和舒适感带来积极影响。若对弹力袜有疑问或想寻求更专业的建议，请咨询医生或相关专业人士。

1. 弹力袜的分类及功能

弹力袜通常依据其施加的压力级别和覆盖的长度进行分类，压力的大小分为轻度、中度和重度。轻度压力袜子适用

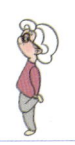

于缓解轻度疲劳和肿胀；中度压力袜子则针对中度静脉曲张和淤血状况；重度压力袜子主要用于治疗深静脉血栓和其他更严重的血液循环障碍。至于长度，弹力袜有覆盖至膝盖以上、大腿中部以及仅至膝盖以下的款式，不同长度的袜子满足不同需求和场合的使用。

弹力袜的主要功能在于促进腿部血液循环，缓解肿胀和淤血，预防静脉曲张的发生，改善身体姿态，以及减轻疲劳感。在长时间站立或久坐的场景中，穿着弹力袜有助于防止血液在下肢滞留，从而有效减轻腿部的疲劳。此外，弹力袜还能帮助缓解肌肉酸痛和运动后的疲劳。

2. 如何选择合适的弹力袜

在选择适合自己的弹力袜时，应注意以下几点。

（1）确定尺码和长度：弹力袜应该非常合身，因为太松或太紧的袜子都会导致不舒适或不起作用。因此，在购买弹力袜时，应确保准确测量自己的腿的周长和长度。

（2）确定需要的压力级别：根据需要，可以选择不同压力的袜子。具体情况可以咨询医生或专业人士。

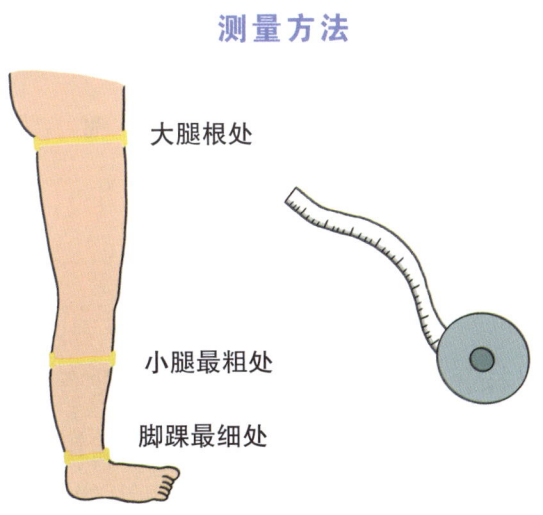

测量方法

大腿根处

小腿最粗处

脚踝最细处

（3）材质：弹力袜的材质应该柔软、舒适、透气和耐用，常见的材料包括尼龙、氨纶、聚酯纤维和棉。

（4）品牌和质量：选择知名品牌和高质量的弹力袜可以确保产品的效果。尽量避免购买低价或未知品牌的弹力袜，以免导致皮肤刺激或不良反应。

（5）颜色：弹力袜的颜色通常是肤色、黑色和其他颜色。选择颜色时应根据个人喜好和需求。

（6）款式和设计：弹力袜的款式和设计也有所不同。例如，一些袜子采用开放式的足部设计，可以更轻松地穿上和脱下；而另一些袜子则采用紧身的足部设计，可以提供更好的压力和支撑。

3. 如何正确穿着弹力袜

（1）清洗双手和双脚。

（2）推起弹力袜：将弹力袜从脚部轻轻推起，直到穿上袜口。

（3）穿弹力袜：用双手握住弹力袜的两端，将袜子轻轻地拉到膝盖处，确保袜子平整、没有皱褶。在穿弹力袜时，应该注意袜子的方向。通常袜子上会有标识，指示哪一面应该贴合皮肤。

（4）调整弹力袜：用双手沿着腿部向上调整弹力袜，确保袜子均匀地包裹腿部，并没有过紧或过松的感觉。在调整弹力袜时，应该避免用指甲或锐器等物品接触袜子，以免损坏袜子的弹性和质量。

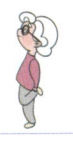

（5）选好鞋子：穿着弹力袜时，务必搭配适当的鞋子，以减少对袜子的压力和潜在损害。在挑选鞋子时，应避免选择高跟鞋或过于紧绷的款式，以免妨碍弹力袜发挥其应有的效果。

穿戴前
先将助穿袜
套套在脚上

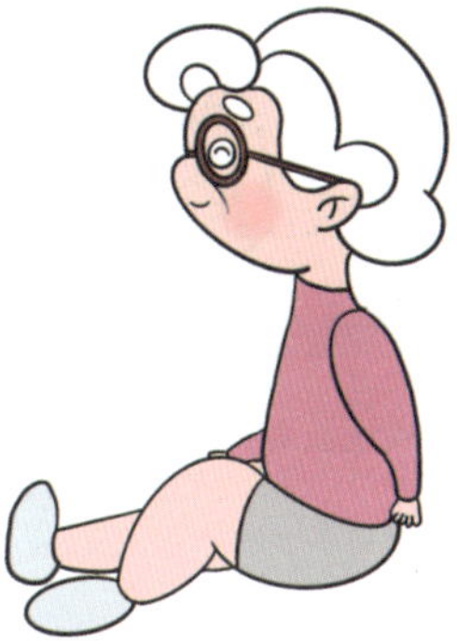

将弹力袜套在袜套外
向上拉至脚踝

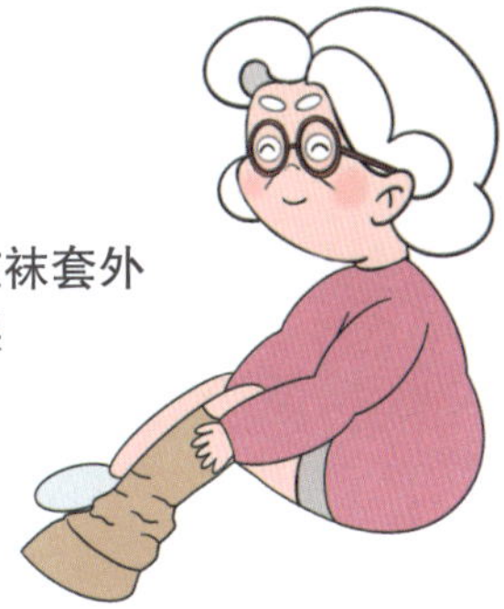

上紧下松

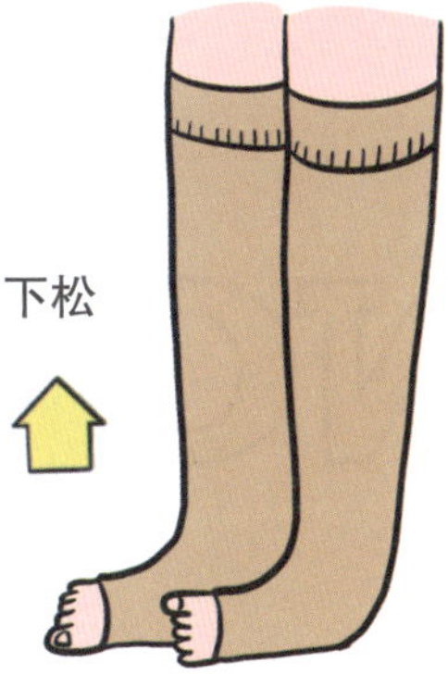

整理压力袜后
将袜套取出
弹力袜就穿好啦！

手术后 1 个月 24 小时穿

术后 2～6 个月时每天穿 8 小时

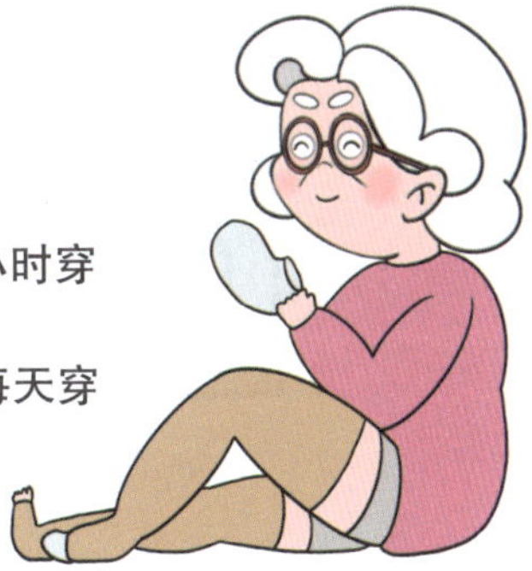

4. 弹力袜的清洗与储存

（1）清洗：使用温水和温和的洗涤剂清洗弹力袜，避免使用漂白剂或柔顺剂。清洗时应该轻轻地揉搓袜子，避免过度用力或者搓揉，以免磨损袜子的纤维。

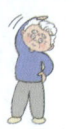

（2）晾干：清洗好的弹力袜避免使用烘干机或者阳光暴晒，应该将袜子放在通风的地方，让其自然晾干。

（3）储存：将晾干的弹力袜放在干燥的环境中，避免将它们放在潮湿或者有阳光的地方。储存时应该避免将袜子折叠或者捏成一团，而是应该将其平放或者挂起来。

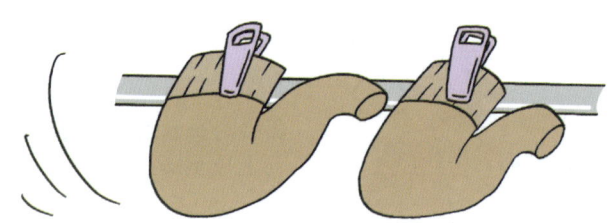

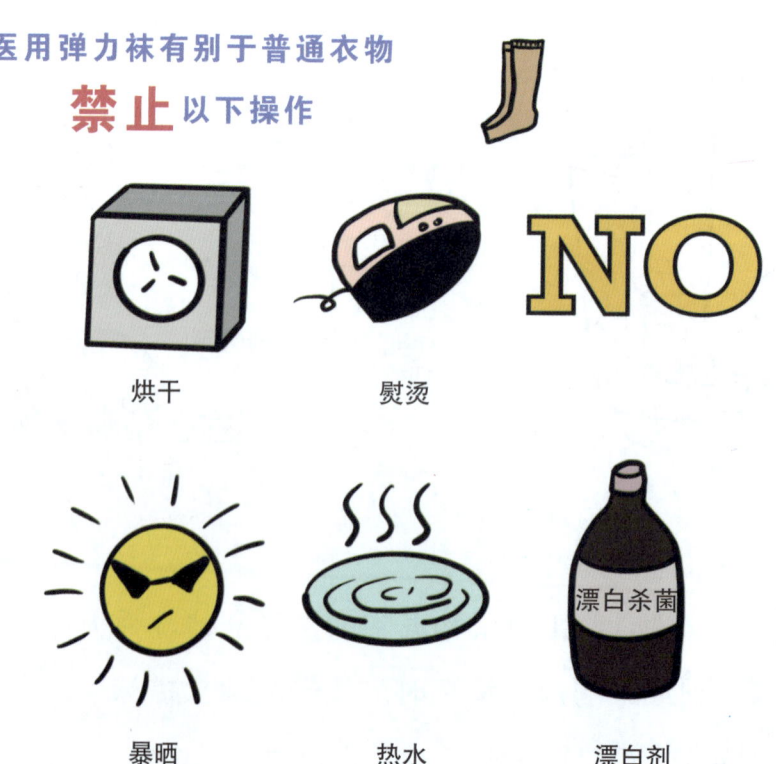

膝关节术后，适度锻炼加快恢复

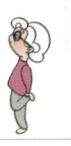

一、术后功能锻炼

时间	体位与功能锻炼方法
术后当日	老人麻醉清醒后，应根据病情尽早取半坐卧位或坐位
	患肢抬高，膝支具固定于伸直位，小腿中下 1/3 垫一软枕
	老人行股四头肌收缩锻炼、踝关节屈伸活动 20 次 / 小时，持续 5 秒 / 次
术后 1~2 天	根据病情选择半坐卧位或坐位
	嘱老人加强股四头肌等长收缩锻炼、踝关节背伸跖屈练习
	指导老人行被动伸膝抬高练习，2 次 / 天，每次 10 个动作
	根据病情，行主动卧位伸屈膝锻炼；老人也可坐在床边，双腿下垂悬吊，在床边行直腿抬高、踝关节背伸跖屈锻炼及伸屈膝锻炼，3~4 次 / 天
	根据老人病情，协助老人下床行走，行走时需扶助行器，防跌倒
术后 3 天	指导老人行主动伸膝练习及主动屈曲膝关节锻炼
	根据病情，适度延长老人行走时间，防跌倒
术后 4 天	嘱老人行走时应加强伸膝运动，加强膝关节的屈伸练习
	正确使用助行器辅助行走，防跌倒意外
	出院前，老人膝关节主动屈膝至少达 100°，伸膝 0°~5°

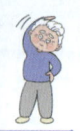

二、日常生活护理

1. 功能锻炼指导：告诉老人，出院后将有半年或更长时间的康复锻炼过程，为其制定合理的锻炼计划，提醒注意事项和康复措施，同时应使家属熟悉和了解锻炼的细节，以协助配合老人的锻炼。可以继续加强股四头肌力练习，同时也要加强膝关节活动度锻炼，如下蹲、踏车、上下楼等。

2. 避免剧烈运动，不要做跳跃运动。行走时不可急停或骤然旋转，最大限度地延长假体的使用寿命。

3. 及时预防并控制感染，防止细菌血源性传播引起关节感染。天气变凉时应随时添加衣服，避免感冒。

4. 减少对人工关节的磨损，防止跌倒。老人最好终身使用手杖，特别是在外出时，以求得周围人的帮助。

5. 嘱老人加强饮食，多吃高蛋白、高钙、易消化的食物，但应保持合适的体重。适当进行户外活动，多晒太阳，以防骨质疏松。

6. 术后随诊时间：半年内每月一次，若关节有疼痛等不适情况应随时就诊。

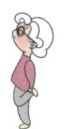

适合老人的膝关节保健操

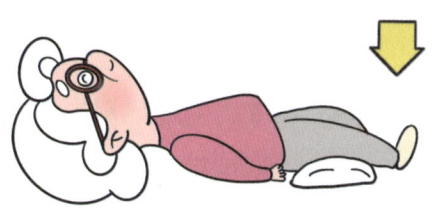

足跟用力向下压,力量逐渐加大,再逐渐减小,持续 5 分钟

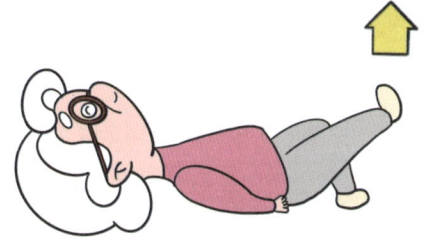

右腿伸膝抬至与左腿等高

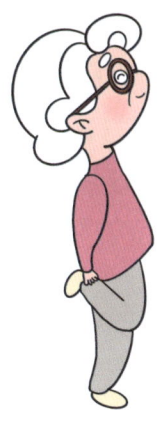

搬起足跟,尽力靠近臀部,同时收紧腹肌

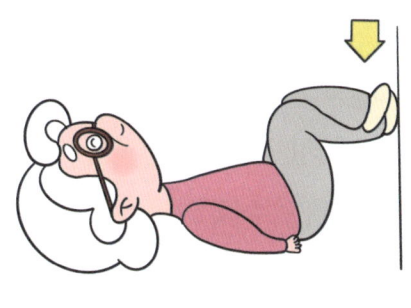

右足沿墙壁缓慢向下滑动,反复交换左右足 5~10 次

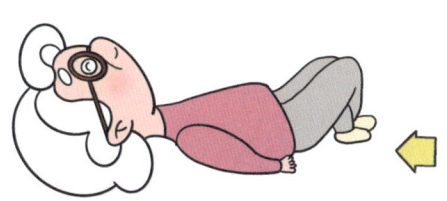

缓慢尽力向臀部滑动双足,反复交换左右足 5~10 次

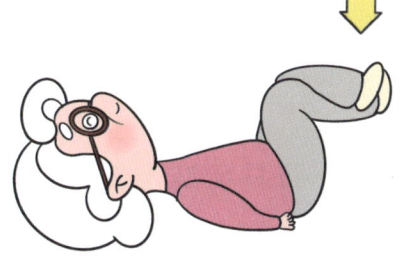

缓慢、尽力向下滑动右足,使左膝屈曲,反复交换左右足 5~10 次

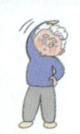

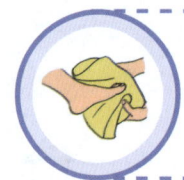 足——步履稳健有妙招

足部是我们每天行走、站立的重要支撑，它的健康直接关系到生活质量和行动能力。然而，很多老年朋友在日常生活中容易忽视足部护理，导致足部问题逐渐积累，甚至引发感染、疼痛或行动不便。其实，只要掌握一些简单的护理技巧，就能有效预防足部疾病，让双脚更加健康舒适。

本章将从三个方面为大家介绍足部护理的实用知识：教会您如何正确清洗双脚，避免真菌感染；指导您安全修剪趾甲，防止嵌甲和感染；帮助您挑选合适的鞋子，减少足部压力，预防跌倒。

清洁保养，预防感染

一、清洁步骤及注意事项

1. 每日清洗足部，保持清洁。
2. 清洗温度：注意水温应在37℃左右，避免水温过高发生烫伤

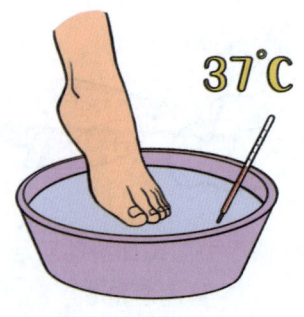

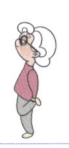

或水温过低刺激皮肤。

3. 清洗部位：全足清洗，特别是趾缝间皮肤清洁至关重要，避免遗漏。

4. 清洗力度：足部清洁过程注意动作轻柔，避免力量过重伤及皮肤，造成新的伤口。

5. 清洗时间：浸泡双足的时间以 15～20 分钟为宜，不应超过 30 分钟，以避免低温烫伤。

6. 擦干足部：足部清洁结束后需用全棉、柔软、浅色的毛巾擦拭足部的水分，尤其注意趾缝间皮肤的清洁干燥。

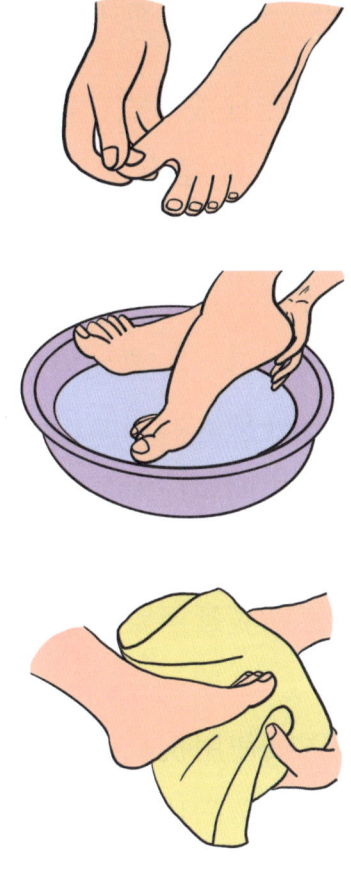

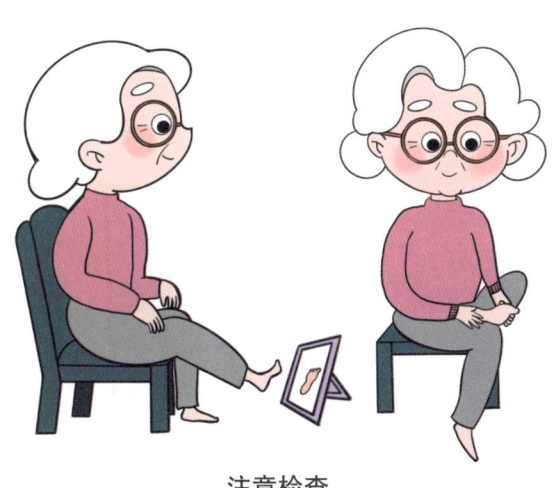

注意检查

7. 关键注意点：清洗足部前，应检查皮肤是否完好，有无破损，确认足部无伤口，才可进行浸泡和清洗。

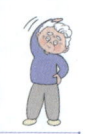

二、日常足部保养

1. 日常检查：每天检查足底、趾缝有无水疱、鸡眼、胼胝、足癣等问题，如有异常，应及时到正规医疗机构就诊。不要到修脚店或自行处理。

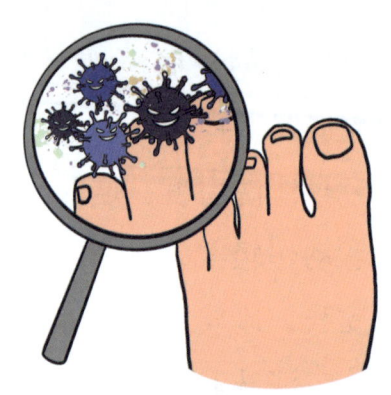

2. 问题应对如下。

（1）积极治疗手癣、足癣或体癣，以防止皮肤部位的真菌感染蔓延至趾甲。

（2）若已合并趾甲真菌感染，务必及时求医，并严格遵照医嘱使用抗真菌药物，以遏制甲真菌病的进一步发展。

（3）酒店卧室、健身房、公共浴室是真菌存活的高风险区域，应提高警惕，注意个人防护。

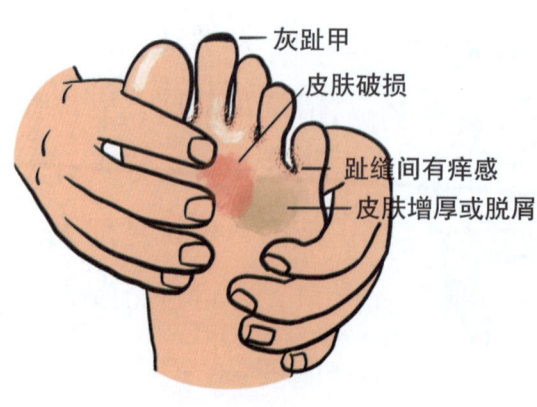

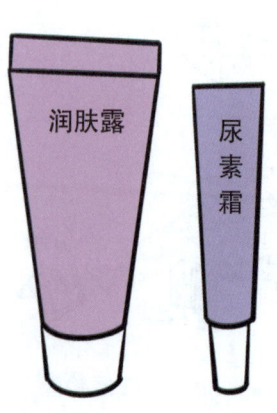

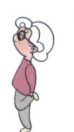

平直修剪,避免嵌甲

一、修剪步骤

1. 修剪前准备:在修剪趾甲之前,可将脚浸泡在37℃左右的温水中5~10分钟,以软化趾甲。这不仅能使修剪更为顺畅,还能减少因趾甲硬度导致的意外伤害。浸泡时,可加入适量的抗菌剂或泡脚盐,进一步清洁趾甲及其周围。

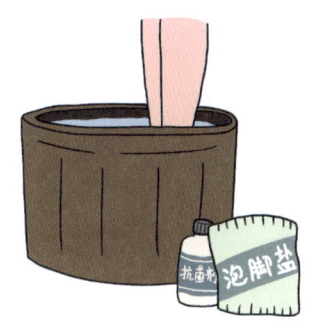

2. 工具消毒:使用专用的趾甲剪或修甲工具,并在使用前后用碘伏彻底消毒。工具的清洁是避免细菌或真菌交叉感染的重要步骤,尤其是多人共用时更需谨慎。

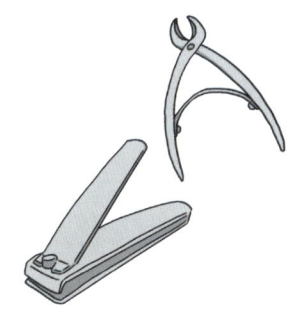

3. 修剪方式:修剪趾甲时,建议采用直线修剪的方式,避免修剪成弧形或边角过深。这种方式可以有效预防嵌甲问题。修剪长度以趾甲与趾尖齐平或稍微高出为宜,避免过短而暴露甲床。

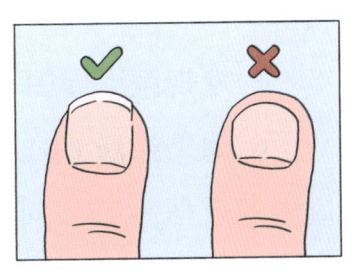

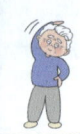
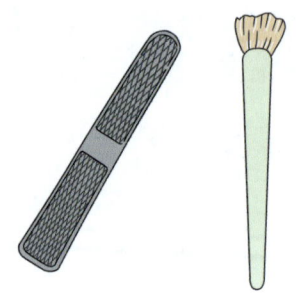

4. 细节处理：修剪完成后，可使用软毛刷清理趾甲边缘的碎屑，并用锉刀轻轻打磨趾甲表面和边缘，使其更为光滑，避免尖锐部分划伤皮肤。

5. 后续护理：修剪后，可涂抹滋润霜或抗菌药膏于趾甲及其周围皮肤，以保持皮肤柔软并预防感染。对于有轻微破损的部位，可用创可贴覆盖保护。

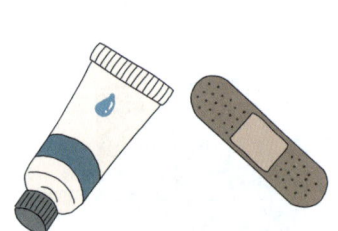

二、注意事项

1. 日常注意趾甲的清洁和保湿，保持健康状态。

2. 选择锋利但安全的修剪工具，避免因工具钝化造成趾甲劈裂。

3. 糖尿病老人需由专业护理人员或在专业指导下修剪趾甲，避免操作不当引发问题。

4. 修剪趾甲时避免一次性剪得过短，以防甲床暴露导致感染。

5. 发现趾甲周围有红肿、化脓等症状，应立即就医。

6. 如果在修剪时发现趾甲异常，如增厚、变色、脱落等，应尽快就医检查。同时，应避免自行处理嵌甲或甲床损伤，以免引发更严重的问题。

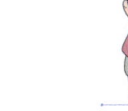

选好鞋子,保护足弓

一、什么样的鞋子才合脚

1.尺码合适:鞋子的尺码应根据实际足长进行选择,同时预留0.5~1厘米的活动空间,以确保脚趾在鞋内可以自由活动。老年人因足部易肿胀,建议在下午脚部微微膨胀的状态下进行试穿,以确保鞋码适应全天的足部变化。

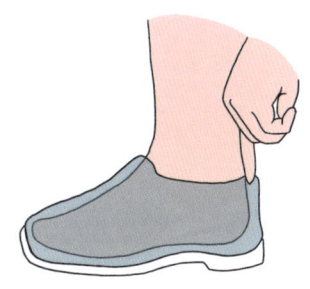

鞋后跟和脚后跟之间大概有半个手指的空间

2.鞋底设计:一双好的鞋子应具备柔韧性和减震功能。鞋底应能有效吸收行走或跑步时产生的冲击力,同时具有防滑纹路以提高安全性。老年人可选择带有弧形支撑和足跟稳定设计的鞋底,以减少跌倒风险并缓解足部压力。

鞋底设计

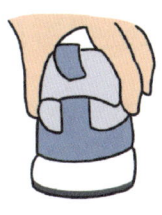

足跟杯要硬,防止变形

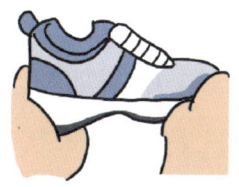

稳定足弓,增加缓震,保护关节

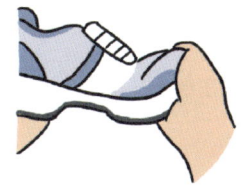

前三分之一要容易折弯,便于行走,不易疲劳疼痛

3. 透气性：透气材料能帮助鞋内保持干燥，减少细菌和真菌滋生。对于足部皮肤敏感的老年人，选择柔软且无刺激的材质尤为重要，以避免皮肤摩擦导致的不适。

鞋要透气柔软

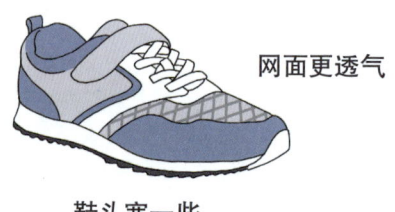
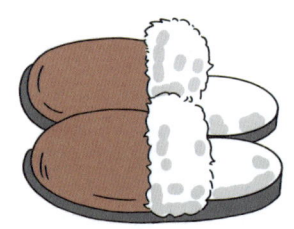

鞋带、搭扣很重要　网面更透气　鞋头宽一些　居家拖鞋

4. 特殊需求：有扁平足、高弓足或其他足部问题的老年人，应咨询医生或足科专家，选择配有支撑垫的鞋具。糖尿病老人则需特别关注鞋内有无凸起物，并选择宽松设计以防止脚部受压。

5. 日常维护：定期清洗鞋子并更换鞋垫。对于经常穿的鞋子，可每周使用除臭喷雾或紫外线杀菌器进行消毒。此外，应避免穿湿鞋，必要时晾晒后再穿。老年人还可考虑使用防滑鞋套或鞋底贴增加安全性。

6. 功能性选择：老年人应根据日常活动选择合适的鞋子。例如，室内可选择轻便柔软的拖鞋，外出散步则建议穿着带足弓支撑和防滑功能的步行鞋。选择适合场景的鞋子能显著提升安全性与舒适性。

二、注意事项

1.每日穿鞋前,检查鞋内是否有异物,避免异物伤害。

2.避免长期穿同一双鞋子,建议多双鞋子轮换,延长使用寿命。

3.根据季节和气候选择鞋,确保夏季透气、冬季保暖。

4.出现足部疼痛或不适时,应及时更换或调整鞋子。

5.对于老年人,选择防滑鞋底和高包裹设计的鞋尤为重要,应避免穿鞋跟过高的鞋。

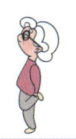

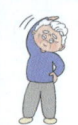

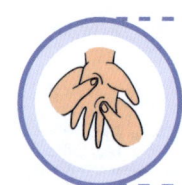 手——手巧灵活更健康

手是我们日常生活中使用最频繁的部位，无论是吃饭、穿衣还是做家务，都离不开双手的帮助。然而，随着年龄的增长，手部皮肤会变得干燥脆弱，指甲也可能出现灰指甲等问题，影响手部的灵活性和健康。特别是对于老年朋友来说，手部护理不仅关乎美观，更关系到日常生活的便利与舒适。

本章将从三个方面为大家介绍手部护理的实用知识：帮助您了解如何预防和治疗灰指甲，避免真菌感染；通过简单的运动增强手部力量和灵活性，预防关节僵硬；教您如何保持手部皮肤滋润，减少干燥和皲裂。

清洁干燥，防止灰指甲扩散

灰指甲（真菌性甲病）是一种由真菌感染引起的常见疾病，常表现为指甲变厚、变色、质地变脆等症状。灰指甲不仅影响手部的美观，还可能引发疼痛和其他并发症。因此，科学的灰指甲护理对老年人来说尤为重要，特别是对于免疫力低下的老年群体,正确的护理方法可以帮助减缓病情的发展并提高治疗效果。

一、为什么会得灰指甲

1. 真菌感染:由皮肤癣菌(如红色毛癣菌)、酵母菌(如白色念珠菌)或霉菌引起,这些真菌通常通过潮湿环境或直接接触传播。

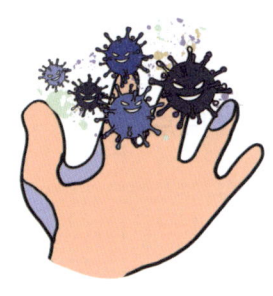

2. 高湿环境:长期处于潮湿环境中(例如频繁使用公共浴室、游泳池等),真菌易于生长。脚趾甲因穿着不透气的鞋子更容易受影响,脚的真菌感染可能进一步影响到手。

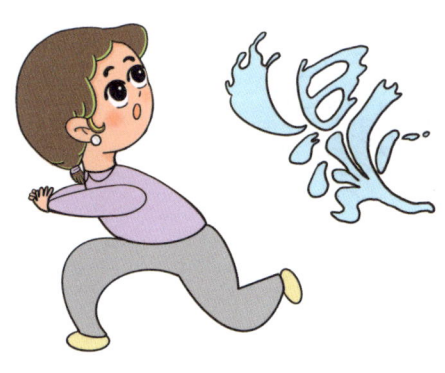

3. 免疫系统问题:免疫力低下的人更容易感染灰指甲,包括老年人和一些免疫系统受抑制的人群(如糖尿病老人)。

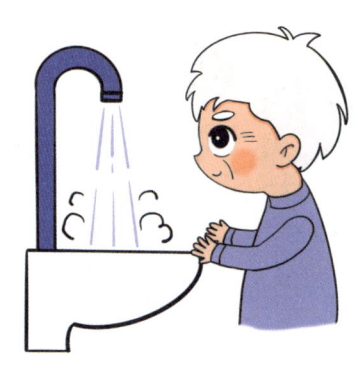

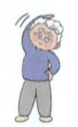

4. 指甲损伤：指甲受到创伤或摩擦损伤，增加真菌进入甲床的可能性。

5. 卫生习惯：不良的手部卫生习惯（如不彻底清洁或长时间保持潮湿）会增加感染风险。

6. 家族遗传：有家族史的人更容易感染真菌疾病。

二、护理要点

1. 保持手部清洁：每天用温水和温和的肥皂清洗手部，特别注意指甲边缘的清洁。

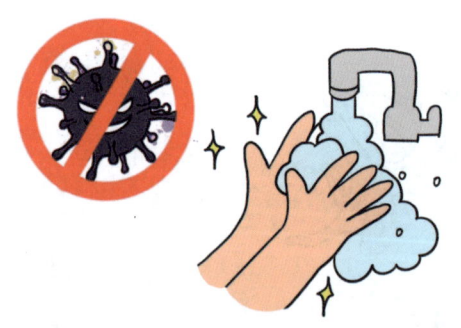

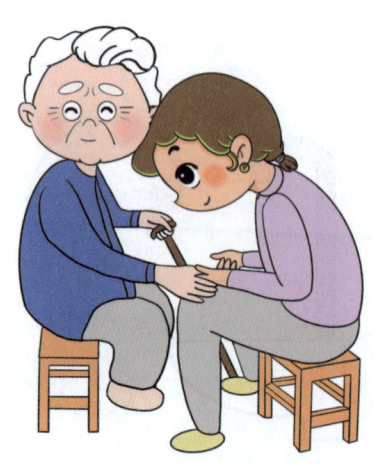

2. 修剪指甲：定期修剪指甲，避免过长的指甲滋生真菌。修剪时使用消毒的指甲剪，避免使用公用剪刀。老年人可寻求家人或护理人员的帮助，以确保修剪得当。

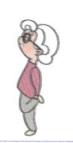

3. 使用抗真菌药物：根据医生建议，使用抗真菌药膏或药水，每天按时涂抹，直到症状完全消失。老年人应定期复诊，确保治疗效果。

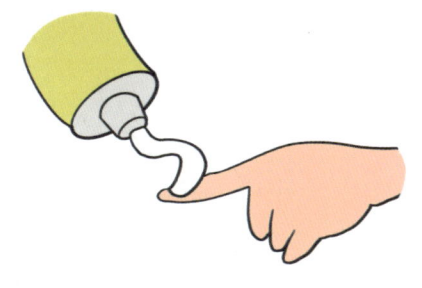

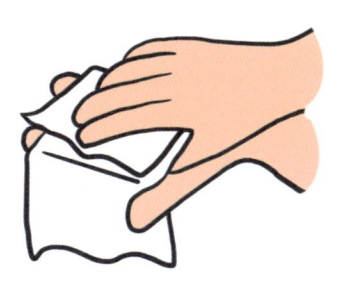

4. 保持干燥：避免长时间接触水或在潮湿环境中工作，保持手部干燥。老年人应在家中备有干手巾，随时擦干湿手。

5. 避免共用物品：不与他人共用毛巾、指甲剪等个人物品，避免交叉感染。老年人应特别注意公共场所的卫生。

三、日常养护

1. 保持饮食健康：增加维生素和矿物质的摄入，增强免疫力。老年人可以多摄入富含维生素 C 和维生素 E 的食物，如橙子和杏仁等。

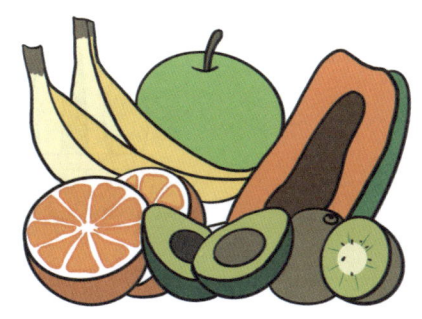

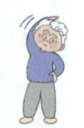

2.定期检查:定期检查指(趾)甲变化,如发现异常,应及时就医。家人或护理人员可帮助老年人进行检查。

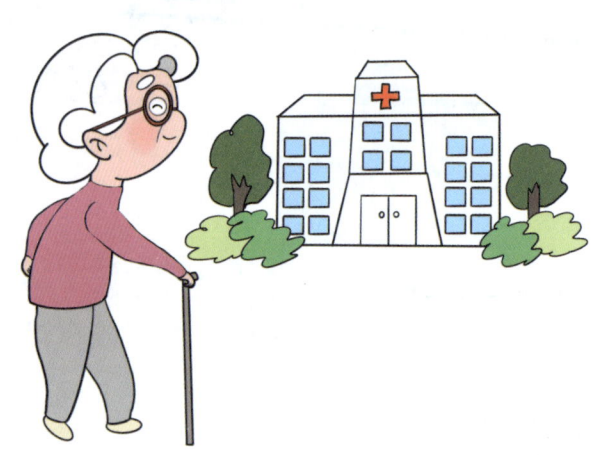

3.避免刺激:避免使用刺激性强的洗涤剂或化学品,必要时戴手套保护。老年人应尽量减少使用强力清洁剂。

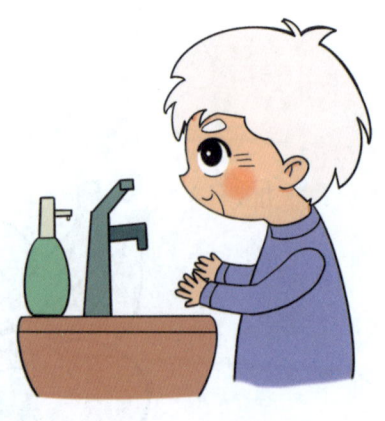

手指锻炼，保持灵活

一、手指锻炼的优点

1. 增强手部力量和握力：简单的手指伸展和握拳运动可以帮助老年人保持手部的力量，特别是在完成日常活动（如开瓶盖、提物品等）时更轻松。

2. 改善关节灵活性和活动范围：手指关节的灵活性对保持手部活动能力至关重要。指关节的伸展和屈伸动作有助于减少僵硬，改善手指的灵活性和活动范围。

3. 预防或缓解关节炎症状：手指和手部的运动可以帮助促进血液循环，减少手部炎症，有助于缓解或预防关节炎带来的僵硬和疼痛。

4. 促进血液循环：手指和手部的活动可以促进血液循环，帮助预防手部的寒冷和麻木感，特别是对长时间不活动的老年人更有帮助。

5. 提高手眼协调能力和灵敏性：手部的精细运动有助于保持神经和肌肉的协调，延缓因年龄导致的灵敏度下降。

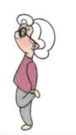

手足皮肤　并非小事

二、锻炼步骤

1. 握拳放松运动：将手握成拳头并保持几秒钟，然后慢慢打开，重复几次，有助于提高握力和手部肌肉的耐力。

2. 手指伸展：将手指完全伸展，保持几秒钟，再逐个弯曲手指到最大程度。这种锻炼可以增加手指的柔韧性。

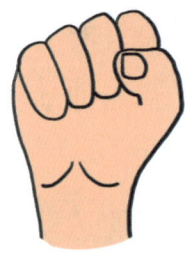

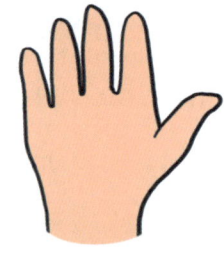

3. 指尖触碰：依次用拇指触碰每个手指尖，形成"OK"手势的姿势，帮助手部保持协调性和灵活性。

4. 指关节弯曲：让手指尽量弯曲成"钩"状，然后慢慢伸直，重复几次。此练习对增强关节灵活性尤其有效。

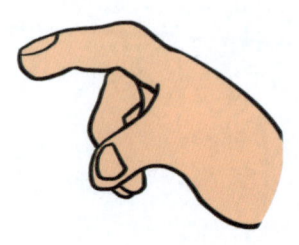

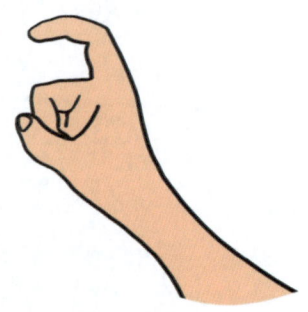

5.捏力练习：用拇指和其他手指捏住小球或橡皮泥，轻轻挤压数秒再放松，这有助于增强手指和手掌的力量。

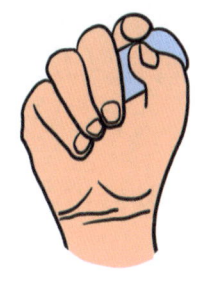

6.手腕旋转：双手握拳，然后进行顺时针和逆时针旋转，帮助增强手腕的灵活性和血液循环。

三、注意事项

1.循序渐进：初次锻炼时动作应轻柔，逐渐增加力度和次数。老年人可在家人或护理人员的监督下进行锻炼。

2.避免过度：锻炼时间不宜过长，避免因用力过度引发手部疲劳或损伤。每次锻炼时间控制在15分钟以内。

3.保持放松：锻炼过程中保持身体其他部位放松，避免紧张。

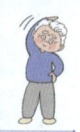

保湿防裂,减少磨损

一、手部皮肤保护的好处

1. 防止皮肤损伤和感染:随着年龄的增长,皮肤变薄,抵抗力减弱,容易出现干燥、皲裂和小伤口。这些破损的皮肤更容易受到感染,尤其是细菌和真菌。保持皮肤滋润和柔软可以减少裂口,降低感染风险。

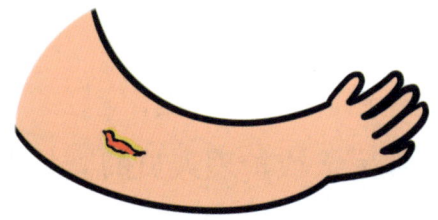

2. 减少干燥和瘙痒感:老年人的皮肤会逐渐失去水分和皮脂,这常常导致干燥和瘙痒,特别是在手部等经常暴露于外部环境的部位。选用温和的护手霜、避免使用刺激性强的清洁剂,并采取措施保护皮肤免受寒冷和干燥气候的侵袭,这些方法都有助于缓解干燥状况,维持皮肤的舒适感。

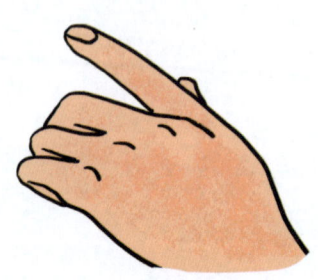

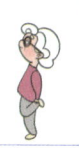

3. 维持手部的柔韧性和功能：老年人手部皮肤保护不仅关乎表面健康，还影响整体手部的灵活性。手部皮肤的健康有助于维持关节活动，减少僵硬和疼痛，从而促进良好的手部活动能力，支持日常活动如穿衣、洗漱等。

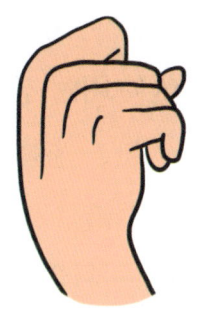

4. 防止紫外线损伤：手部暴露在紫外线下会增加皮肤癌风险，尤其是老年人群体。佩戴手套或使用防晒霜可以减少长期紫外线伤害，保护手部皮肤免受光老化和黑斑影响。

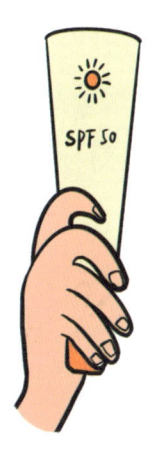

二、日常手部皮肤保护要点

1. 保持皮肤滋润：选择含有甘油、透明质酸或乳木果油等成分的保湿产品，这些成分能够深入滋润皮肤，防止干裂。

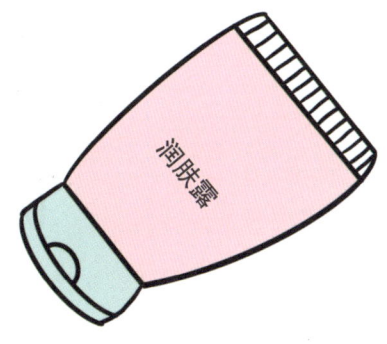

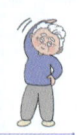

2.使用温和清洁产品：避免使用过于刺激的肥皂或清洁剂，选择温和、低敏感的洗手液，以减少对皮肤的伤害。洗手时用温水而非热水，避免加重皮肤的干燥和脱水。

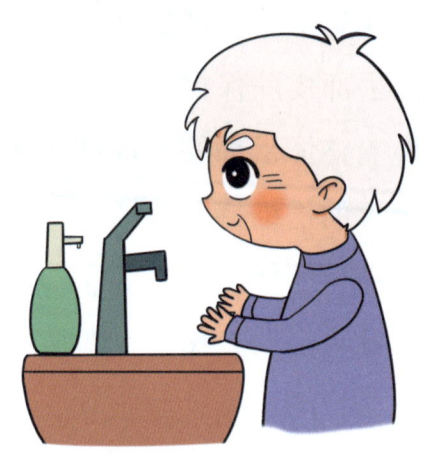

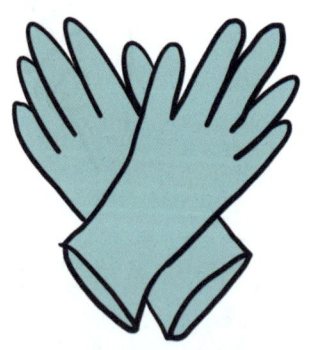

3.佩戴防护手套：从事家务如清洁或洗碗时戴上橡胶手套，以减少皮肤接触刺激性化学物质。在户外活动时使用手套，保护皮肤免受紫外线和微小划伤的伤害。

4.定期按摩促进血液循环：轻柔地按摩手部关节和肌肉，有助于促进血液循环，保持皮肤的弹性。

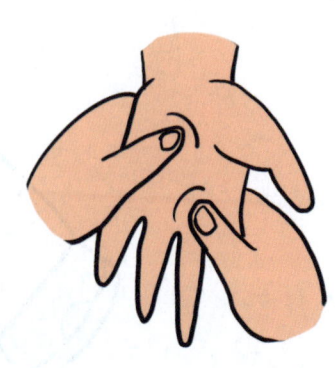

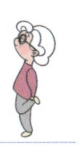

5.注意紫外线防护:外出时在手背上涂抹适量的防晒霜,即使在冬天也要注意紫外线的伤害。

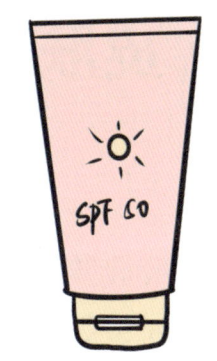

6.注意饮食补水:皮肤的健康与水分摄入和营养密切相关。多饮水,保持体内水分,有助于皮肤保湿。均衡摄入含有维生素C、维生素E等营养素的食物,如蔬菜、水果和坚果,有助于皮肤的修复和抗氧化。

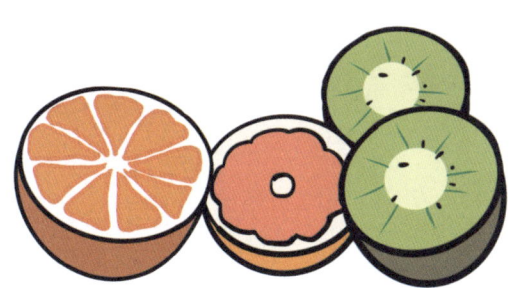

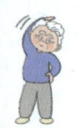

皮肤——肌肤健康远离不适

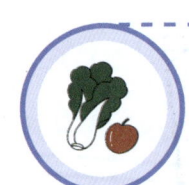

随着年龄的增长，老年人的皮肤会变得像"薄纸"一样脆弱。皮肤的表皮层逐渐变薄，角质层的屏障功能也有所下降。真皮层中的胶原蛋白和弹性纤维减少，皮肤弹性降低、变得松弛，皱纹也随之加深。同时，皮肤的皮脂腺和汗腺分泌功能减退，导致皮肤的保湿能力下降，容易变得干燥。而且，老年人皮肤的神经末梢反应性减退，对外界的冷、热、痛等感觉变得迟钝，皮肤的免疫力也有所降低，更容易受到外界病菌的侵袭。因此，老年人的皮肤清洁和护理显得尤为重要。

温和洗净，避免刺激

一、简单却重要的日常洗脸

洗脸虽然看似简单，但蕴含着很多科学道理。对于老年人来说，正确的洗脸方式不仅关乎清洁，更是保持皮肤健康、提升舒适感以及预防疾病的关键环节。

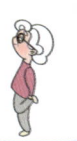

1. 洗脸的物品准备

准备好脸盆、毛巾、热水、洁面乳或洗面皂（根据老年人肤质选择）、润肤露等。

（1）脸盆：根据老人的使用习惯和身体条件，选择适当大小的脸盆。一般选择深度在16厘米左右、直径在40厘米左右的脸盆较为合适。站立洗脸时，脸盆高度一般在75~85厘米为宜；若采用坐姿或坐轮椅洗脸，高度可适当降低至65~75厘米，确保老年人使用时无需弯腰过多，减轻腰部负担。

（2）毛巾：作为直接接触到皮肤的物品，应选择舒适柔软、吸水性强的纯棉毛巾；洗脸后的毛巾需要经常清洗、晾晒，以保证清洁。

（3）水温：老年人皮肤厚度变薄、反应性减退，对外界冷、热、痛等反应迟钝，清洁皮肤应使用温开水。

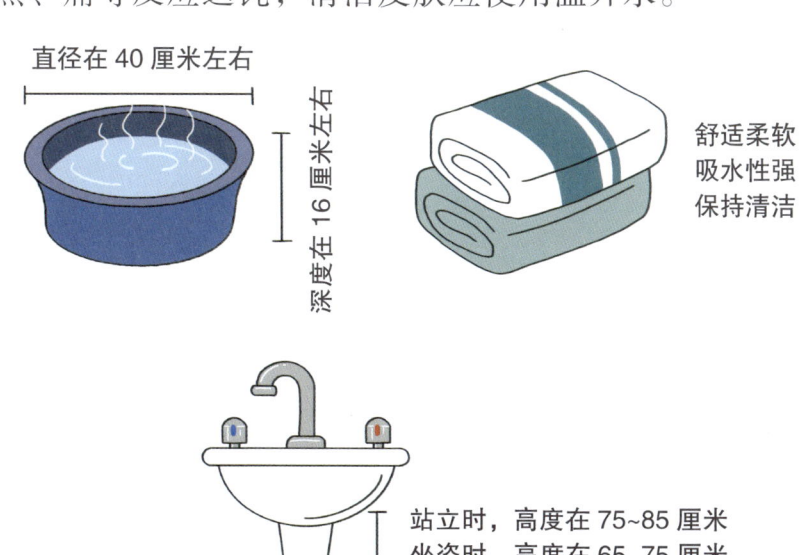

（4）洁面乳和润肤露：应选择温和、不刺激、清洁度适中的弱酸性洗面奶；选择含有天然油脂、滋润度高的润肤露。

2. 洗脸的步骤

（1）测试水温：在洗脸盆中倒入适量的温水，水温以18～30℃为宜，避免过热或过冷刺激皮肤。可以先用手背测试水温，确保温度适宜后开始洗脸。

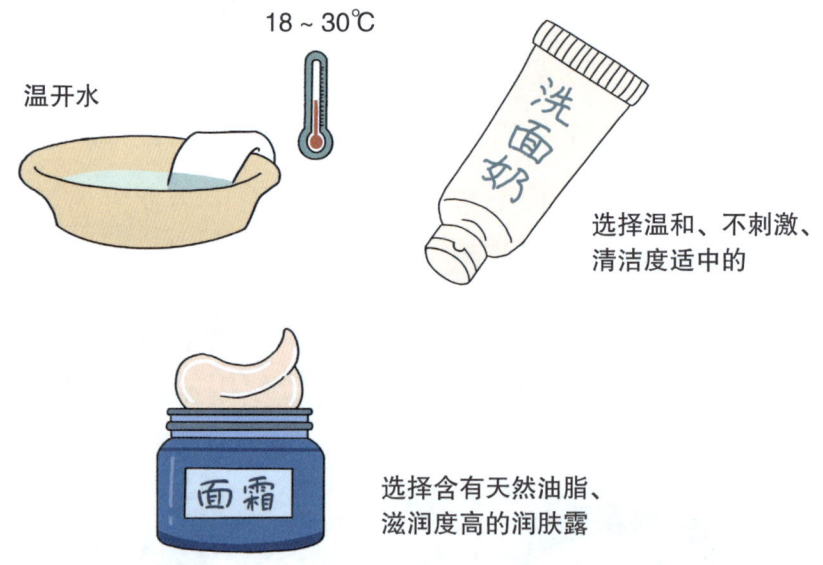

（2）擦拭脸部：首先，可以用毛巾或双手轻轻蘸取温水，湿润全脸；接着，挤取黄豆粒大小的洗面奶于手心，加水揉搓起泡后，用指腹轻柔地按摩脸部。注意避开眼睛周围，以免刺激眼睛。按摩顺序可以从额头开始，依次到鼻子、脸颊、下巴，最后清洗颈部。按摩时间不宜过长，约1分钟。

（3）清水冲洗：用清水冲洗掉脸上的洗面奶泡沫，确保无泡沫残留。

（4）擦干与护肤：用干净、柔软的毛巾轻轻按压脸部，吸干水分，避免用力擦拭，以免拉扯皮肤。取适量护肤乳或润肤霜涂抹于脸部和颈部，轻轻按摩至吸收，保持皮肤滋润。

3. 卧床老人怎样洗脸

先擦远侧眼，后擦近侧眼。对于每只眼睛，从内眼角向外眼角轻轻擦洗。注意毛巾一角只能擦一次，防止交叉感染。擦洗眼部时要注意力度适当，避免压迫眼球。在完成眼部擦洗后，用毛巾轻轻擦洗额部。接着擦洗鼻翼两侧，注意动作轻柔，避免过度摩擦导致皮肤发红或损伤。然后擦洗面颊部分，从内向外、从上往下进行。最后擦洗耳后、下巴下方区域以及颈部。这些区域容易藏污纳垢，需要仔细清洁。洗完脸后要用干净的毛巾轻轻擦干脸部水分，避免用力搓揉。最后，根据老年人的习惯和需求，可适量涂抹润肤露以保持皮肤湿润。

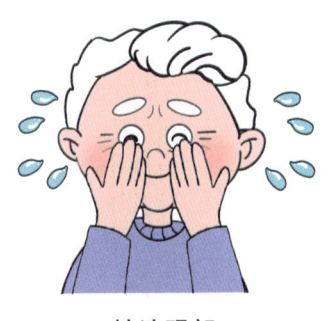

擦洗眼部

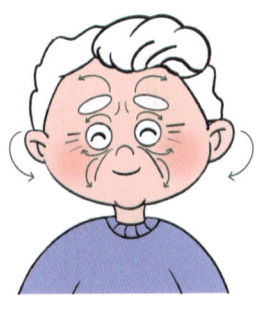

擦洗耳后

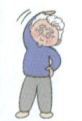

二、洗澡:给全身"放松一下"

1. 洗澡前准备

(1)检查身体状况:老年人洗澡前应确保身体状况良好,有无胸闷、头晕等症状,如有任何不适,应立即停止洗澡并及时就医。

(2)用物准备:提前备好适合老年人使用的沐浴露、洗发水、毛巾、防滑垫等洗澡用品。选择温和、无刺激的清洁产品,避免使用碱性过强的肥皂和沐浴露。老年人还可以使用长柄沐浴刷、沐浴椅等辅助工具,减轻体力负担和跌倒风险。

(3)调节浴室环境:确保浴室温度适宜,一般在24℃以上为宜。同时,检查浴室通风情况,避免洗澡时室内过于闷热导致老人晕厥。

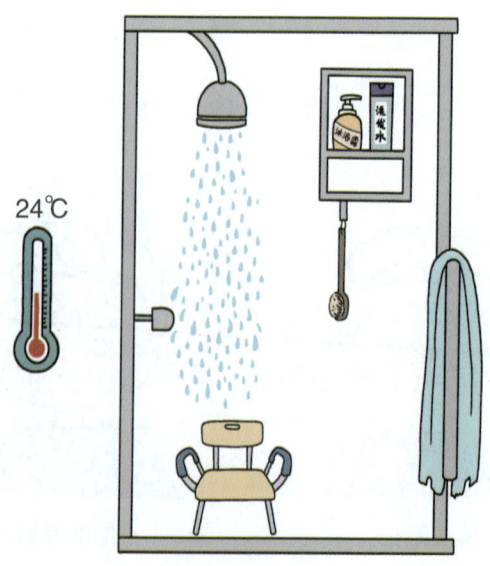

2. 洗澡过程中的注意事项

（1）洗澡的时间和频率：老年人洗澡时间不宜过长，一般以 15～20 分钟为宜，尤其是患有脑血管疾病的老年人，时间过长可能会引起高血压，诱发昏厥等。

老年人洗澡过于频繁会破坏皮脂腺，使得皮肤干燥、出现皮肤瘙痒。但洗澡次数过少，则会导致皮肤污垢堆积，滋生细菌，增加皮肤感染的风险。因此，推荐身体状况好的老年人，每周洗澡 2～3 次；患有严重慢性疾病如心脏病、脑卒中及慢性肾衰竭等身体衰弱的老年人，洗澡会导致体力消耗过大，应减少洗澡的频率。行动不便的老年人可以选择盆浴、床上擦浴。

（2）洗澡的环境：浴室地面应尽量采用防滑材料，地面可铺设防滑垫；浴室的淋浴区和马桶附近需要安装扶手，在老年人起身、转身时提供支撑；老年人应穿着防滑拖鞋，还可以使用浴椅等工具，帮助其稳定。良好的浴室通风环境也很重要，能增强空气流通、及时排除水蒸气，减少滋生真菌。

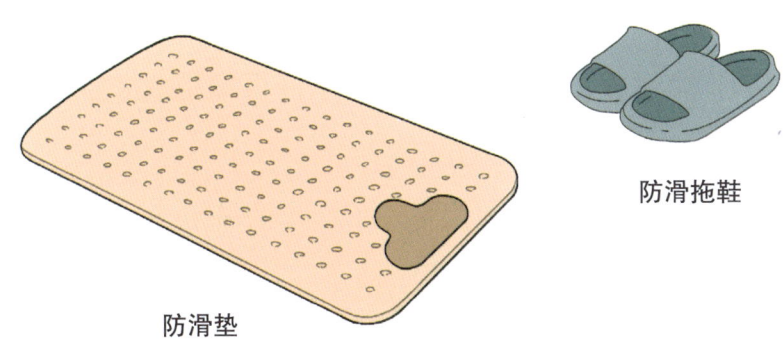

防滑垫　　　防滑拖鞋

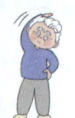

（3）水温的调节：老年人的洗澡水温应控制在37℃，温度不宜过高，水温过热会扩张血管，减少心、脑等器官的血液供应，使得血压降低，增加晕厥的风险；水温过低会使老人着凉感冒，严重者甚至出现肺炎。

（4）特殊人群：对于长期卧床、行动不便的老人，可以选择床上擦浴的方式进行清洁护理。擦浴时同样需要注意水温、时间以及保暖等问题，并确保擦浴过程中老人的安全和舒适。

擦浴的顺序为从上到下、从前到后。

- 家属将毛巾缠于手上，依次擦洗眼、额、面颊部、鼻翼、人中、耳后、下颌直至颈部。
- 接着清洗上肢和胸腹部，协助老年人脱下衣服（先脱近侧肢体，后脱远侧肢体；如有外伤，则先脱健侧肢体，后脱患侧肢体）。在擦洗部位的下面铺上大毛巾，按顺序擦洗两上肢和胸腹部。注意老年人身体保暖，避免受凉。
- 再擦洗颈、背、臀部。协助老人侧卧，背向照顾者。依次擦洗后颈、背部及臀部。擦洗完毕后，协助老人穿上清洁衣服（先穿远侧肢体，再穿近侧肢体；先穿患侧肢体，再穿健侧肢体）。
- 然后擦洗双下肢、踝部，将老人两膝屈起，将浴巾铺于床尾，泡洗双脚，洗净擦干。
- 最后擦洗会阴部，注意保持毛巾清洁，避免交叉感染。

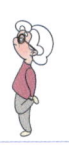

（5）老年人洗澡应避开以下几个时间段：体力活动后，由于血液循环较快，洗澡会引起血管剧烈收缩，加重老年人的心血管负担；饮酒后人体耗糖量会增加，引起低血糖，出现头晕、眼花、昏迷等。老年人洗澡还应避开饱腹或空腹的状态，饱腹时消化系统的血液循环变少，容易出现消化不良；空腹时洗澡易导致血液不断集中到皮肤组织，影响脑部血液的供应，发生跌倒等意外。临睡前不宜洗澡，洗澡后人体处于兴奋状态，不容易入睡。因此，建议老年人在晚餐后 1 小时左右进行洗澡。

洗澡应避开特殊时间

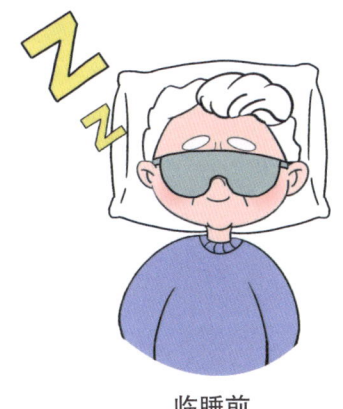

临睡前

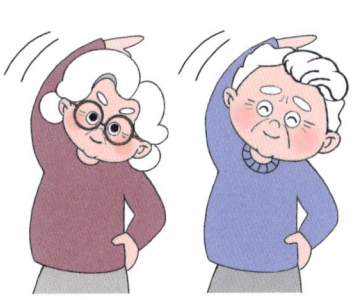

体力活动后

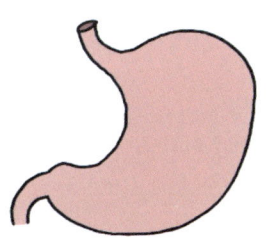

饱腹和空腹状态

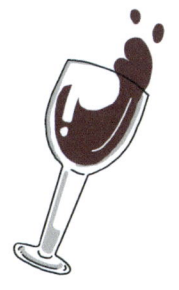

饮酒后

3. 洗澡后的护理

老年人洗澡后应立即用干净柔软的毛巾擦干身体，特别是头发和脚趾间的水分，防止受凉和皮肤问题。擦干身体后应选择合适的护肤品，尤其是患有皮肤病的老人，应选择含有维生素、氨基酸、甘油等成分的产品，保持皮肤滋润，避免干燥，进而维持皮肤健康。

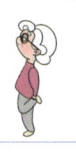

内护外养,综合调理

皮肤作为人体的第一道防线,具有保护身体免受外界伤害、调节体温、维持水分平衡等多种功能。老年人皮肤保护至关重要,随着年龄增长,皮肤的生理功能逐渐衰退,皮肤屏障容易受损且修复能力降低。进行正确的皮肤保护,可以维护皮肤的完整性,减少皮肤疾病的发生,如湿疹、皮炎、瘙痒症等,从而保障老年人的身体健康。因此,要预防皮肤疾病,就要在日常生活中加强对皮肤的呵护,如定期清洁、保湿、防晒等,以保持皮肤的健康和年轻。

一、简单而重要的生活护理

1. 避免物理性伤害

老年人由于皮肤老化,对外部环境变化的适应能力下降,冬怕冷、夏惧热,受到某些刺激后易出现皮肤干燥、瘙痒、疼痛等症状。因此,应保持室内空气新鲜,尤其是秋冬季节,每天要定时通风2～3次,通风时间不少于15分钟,以降低空气中的致病微生物,改善室内空气质量。

由于老年人对冷、热的适应力较低,室温过冷过热都可能影响健康,应保持室温在20～25℃。空气中适宜的湿度可以预防皮肤干燥,保持空气湿度在50%～60%。老年人室外活动时应选择上午10～11点和下午3～5点,避免日光暴晒,损伤皮肤。

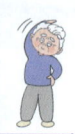

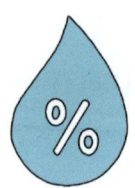

保持空气湿度在 50% ~ 60%

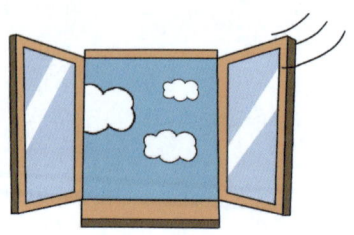

每天要定时通风 2 ~ 3 次，通风时间不少于 15 分钟

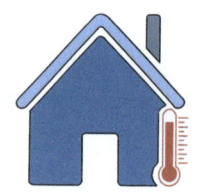

保持室温在 20 ~ 25℃

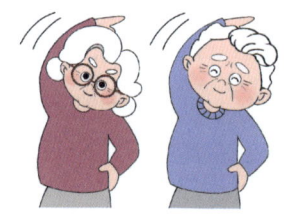

室外活动时间：上午 10 ~ 11 点，下午 3 ~ 5 点

2. 服饰选择

老年人机体抵抗能力弱，因此应选择透气性强、柔软舒适的面料，贴身衣服以纯棉为佳，化纤类的衣物不宜直接接触皮肤。同时，应选择既保暖又不过紧的衣服，避免过紧的衣物对皮肤造成压迫，影响血液循环。例如，领口、袖口、裤腰等部位不宜过紧，这样可以让皮肤有足够的呼吸空间，减少皮肤问题的发生。

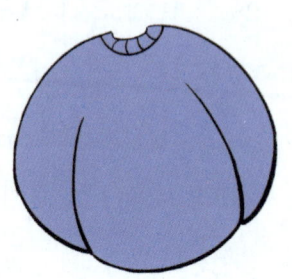

选择透气性强、柔软舒适的面料

衣服领口、袖口、裤腰等部位不宜过紧

3. 避免不良习惯

老年人最常见的症状为皮肤瘙痒，不少老人会不自主的搔抓。搔抓虽然能暂时缓解痒感，但会破坏皮肤的完整性。因此，可以轻轻拍打瘙痒部位来缓解不适。瘙痒严重的老年人可以使用温和的止痒产品，如含有薄荷脑、樟脑等成分的止痒膏、炉甘石洗剂等。

老年人应保证足够的睡眠，皮肤细胞分裂最活跃的时间是晚上10点到凌晨2点，因此保证这段时间的睡眠质量尤为重要。

老年人应尽量戒烟限酒。吸烟会使皮肤血管收缩，影响皮肤的血液循环和营养供应，导致皮肤变得干燥、粗糙；酒精会刺激肝脏，影响肝脏对皮肤营养物质的代谢和调节。

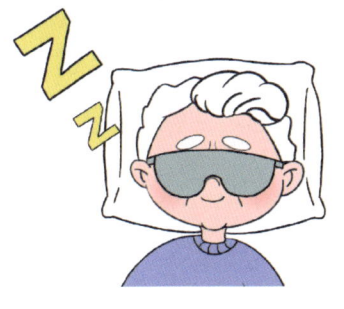

保证足够的睡眠

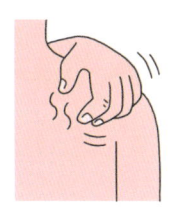

避免搔抓皮肤

忌烟限酒

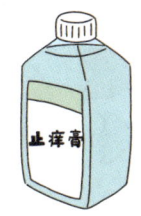

使用温和的止痒产品

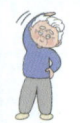

二、合理膳食和营养补充

老年人应养成健康的饮食习惯,有皮肤疾病的老人应根据皮肤特征,适当调整饮食,以清淡、易消化、低盐少油的食物为主,多吃富含维生素的新鲜果蔬,因为维生素具有抗氧化、促进皮肤修复等作用。如果皮肤有瘙痒症状或炎症病变,为了减轻痒感和发炎,应少吃或不吃腥膻辛辣的食物,如鱼、虾、腌制食品、动物油及酒、葱、蒜、姜、辣椒等有刺激性的食品。

皮肤有瘙痒症状或炎症病变

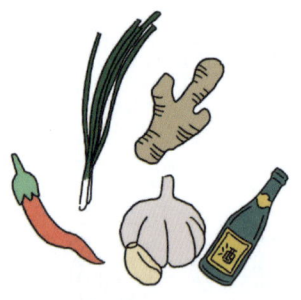

少吃或不吃酒、葱、蒜、姜、辣椒等

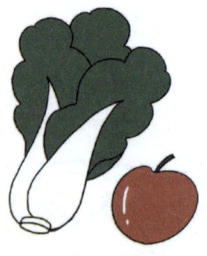

选择清淡、易消化、低盐少油的食物为主

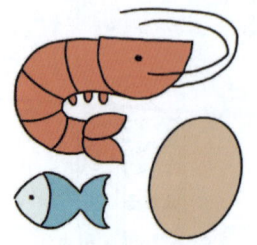

少吃或不吃鱼虾、鸡蛋、腌制食品

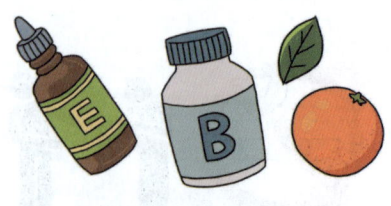

多吃富含维生素的新鲜果蔬

三、适度运动与休息

老年人的身体状况和运动能力不同于年轻人,因此在选择运动方式时应注重安全性和适宜性。适当的体育运动如散步、太极拳等,可以促进血液循环和新陈代谢,有助于皮肤健康。但需注意避免剧烈运动,以免对身体造成负担。

1. 选择适合的运动方式

(1)散步:散步是一种简单易行的运动方式,对老年人的心肺功能和下肢肌肉都有很好的锻炼效果。每天坚持散步,可以促进血液循环,增加皮肤的氧气供应,有助于改善皮肤状态。

(2)太极拳:太极拳是一种注重内外兼修的运动方式,通过缓慢的动作和深呼吸,可以调节身体的阴阳平衡,增强身体的免疫力。太极拳还有助于缓解老年人的精神压力,保持心情愉悦,对皮肤健康也有积极的影响。

运动选择

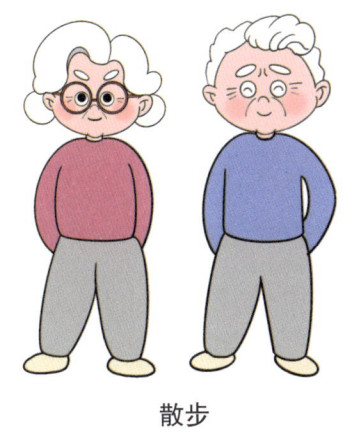
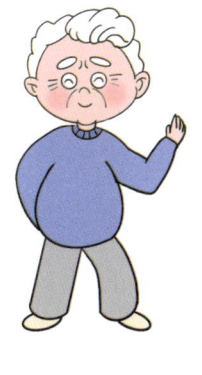
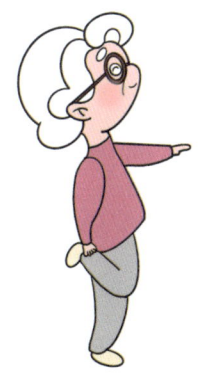

散步　　　　　　太极拳　　　　瑜伽

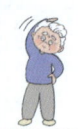

（3）瑜伽：瑜伽是一种注重柔韧性和平衡性的运动方式，适合各个年龄段的人进行练习。通过瑜伽的练习，可以拉伸身体的肌肉和韧带，增加皮肤的弹性和紧致度。同时，瑜伽的冥想和放松环节也有助于缓解老年人的精神压力，改善睡眠质量。

2. 合理安排运动时间

老年人的运动时间应根据个人情况合理安排，避免过度劳累和受伤。在夏季或高温天气下，老年人应避免在中午时分进行户外运动，以免中暑或发生其他意外情况。可以选择早晨或傍晚时分进行运动，此时气温较低且空气新鲜。老年人应根据自己的身体状况和运动能力进行适量的运动。运动量不宜过大或过小，以微微出汗、感到舒适为宜。如果运动后感到疲劳或不适，应及时休息并调整运动量。

3. 注意运动前后的护理

（1）运动前热身：老年人在进行运动前应进行适当的热身活动，如慢走、原地踏步等，以增加身体的灵活性和减少受伤的风险。

（2）运动后拉伸：运动后进行适当的拉伸活动可以帮助放松肌肉和韧带，减少肌肉酸痛和僵硬的发生。

（3）及时清洁和保湿：运动后应及时清洁身体并涂抹保湿产品，以保持皮肤的清洁和湿润。避免使用过热的水或刺激性强的清洁产品以免对皮肤造成伤害。

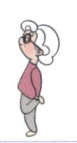

运动前后注意事项

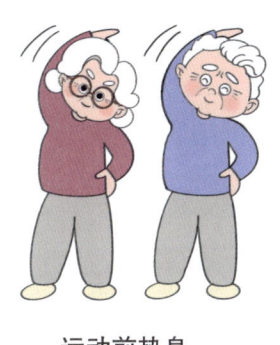
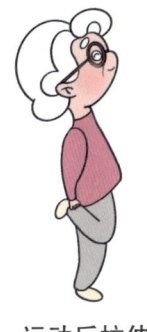
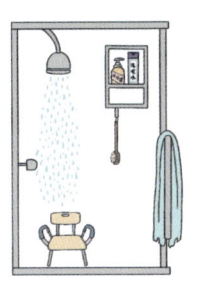

运动前热身　　　　运动后拉伸　　　　及时清洁和保湿

四、情绪调节

情绪状态不仅直接影响老年人的心理健康，还与皮肤健康息息相关。皮肤老化是自然规律，部分老年人看到皱纹增多、皮肤松弛、色素沉着等现象时，往往会产生沮丧、自卑等负面情绪。老年人应学会保持乐观、开朗的心态，避免过度忧虑和抑郁。可以通过参加社交活动、培养兴趣爱好、与家人朋友交流等方式来保持积极的心态。愉悦的情绪可以促进身体释放内啡肽等"快乐激素"，这些激素有助于舒缓压力，改善血液循环，使皮肤更加健康。

五、定期皮肤检查

定期进行皮肤检查是早期发现和治疗皮肤问题的重要手段。老年人应定期进行皮肤检查，以便及时发现并治疗各种皮肤问题，如湿疹、皮炎等。皮肤问题严重的老年人，可寻求专业医护人员的帮助进行针对性的护理和治疗。

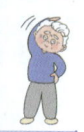

解除压迫，预防压疮

压疮，俗称"褥疮"，是指身体局部组织长期受压，血液循环破坏，持续性的缺血缺氧使得皮肤组织溃烂、坏死。压疮最常发生于骨隆突处，如头后部、骶尾部及足跟等。压疮最初表现为皮肤发红，随着疾病的进展可以出现水疱、破溃，如不及时干预可加深至肌肉、骨或关节，甚至引发败血症。

不同体位容易形成压疮的部位

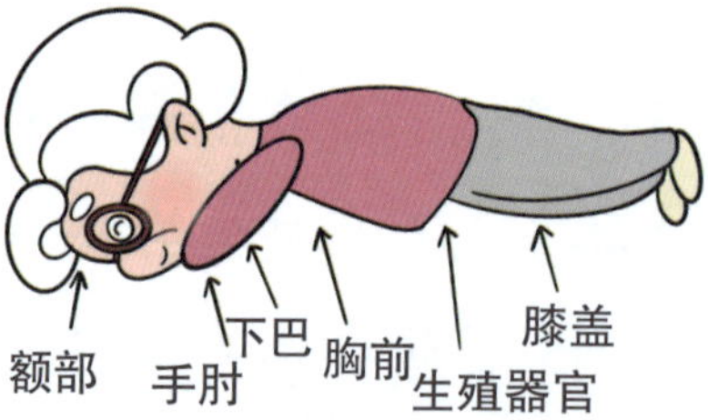

俯卧位：额部、手肘、下巴、胸前、生殖器官、膝盖

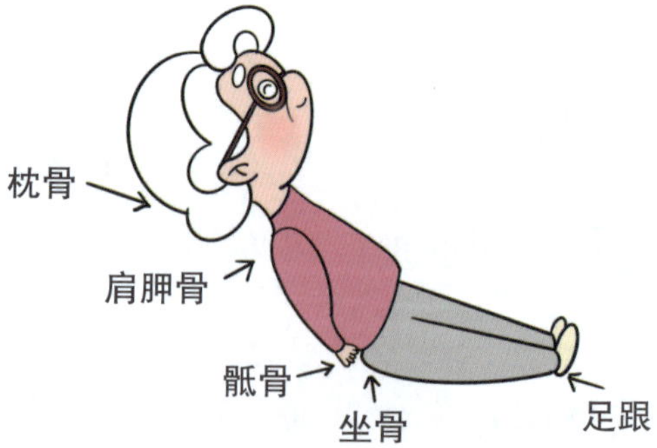

半卧位：枕骨、肩胛骨、骶骨、坐骨、足跟

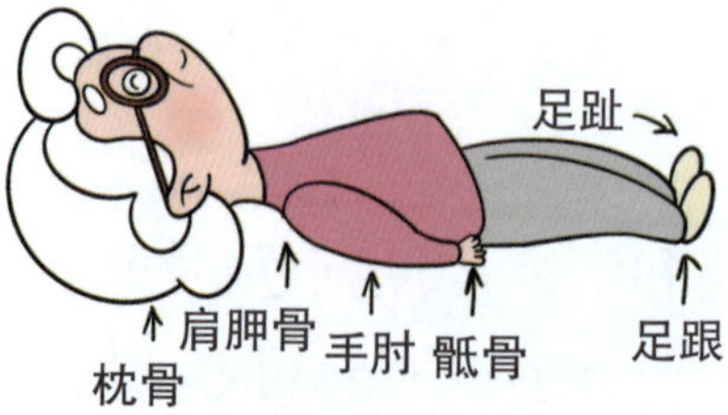

平卧位：枕骨、肩胛骨、手肘、骶骨、足跟、足趾

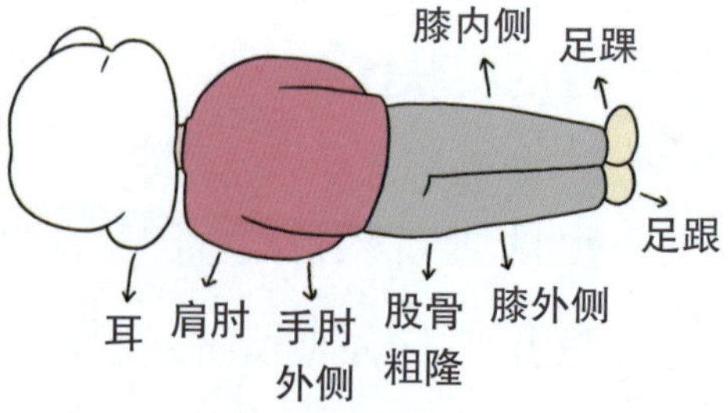

侧卧位：耳、肩肘、手肘外侧、股骨粗隆、膝内侧、膝外侧、足踝、足跟

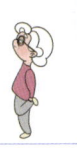

一、如何预防压疮

1. 皮肤护理

老年人皮肤的免疫功能退化，合并各种慢性疾病，导致卧床时间变长，使得局部皮肤承受的压力增大，增加了压疮的发生。因此。对于长期卧床的老人要加强皮肤护理。

首先，老年人的床铺应保持清洁、干燥、平整，定时清理皮肤碎屑；其次，老年人要保证皮肤清洁干爽，内衣内裤要选择宽松柔软、纯棉的制品。失禁的老年人可以使用高吸收性的尿不湿、护理垫，定期检查失禁情况，及时处理大小便，注意使用无刺激性的皮肤清洗剂，使用润肤乳保持皮肤滋润；最后，避免用力擦洗、按摩压疮的高发部位。

2. 避免皮肤长期受压

解除局部压迫是预防压疮的关键步骤。卧床老人要每 2 小时翻身一次，长期卧床的老人可以使用气垫床或减压床垫，在骨突处放置软支撑物，还可使用新型敷料预防性贴于肩胛骨、尾骶部及足跟等高发部位。

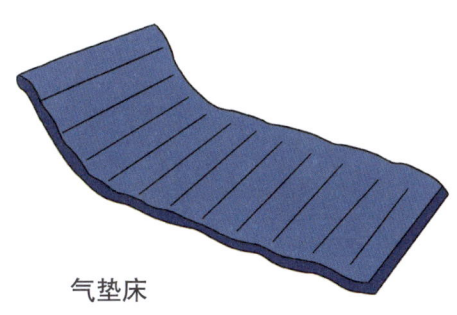

气垫床

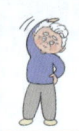

对于无法自主翻身的老年人，可以使用翻身枕协助翻身，避免拖、拉、拽等动作，翻身时应该从头到脚检查老人的骨隆突处有无红、肿、硬结、水疱及皮肤破溃等。

翻身时可以选择平卧位、左侧卧位、右侧卧位及坐位，应避免选择90°侧卧位，20～30°侧卧位为宜。对长期坐轮椅的老人，应在椅子上垫软垫或减压坐垫，使老人的臀部坐正，腰背尽量靠近椅背。对虚弱的老人，可在其腋下放置软枕支持，注意每30分钟协助老人抬离椅面15～30秒。

3. 怎样帮助老人翻身

卧床老人的翻身是日常护理中重要一环，正确的翻身动作不仅可以维持老年人皮肤的完整性，预防压疮的发生，还能提供舒适的体位，维持肢体功能。

（1）单人翻身法

- 仰卧位向一侧翻身时，先将老人的两只手轻放于腹部，两腿屈膝。
- 照顾者将手臂伸入老年人的腰部，另一只手托起臀部，用手臂的力量将老年人抬起，移近床缘，同时转向对侧。
- 然后抬起老人头肩部，并转向对侧，在老人的背部放置软枕以维持体位，胸前放一软枕支持前臂，使老人舒适。
- 将老人上腿弯向前方，下腿微屈，两膝之间垫以软枕，防止两腿之间相互受压及摩擦。

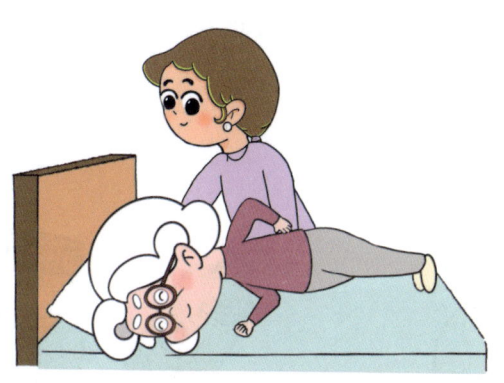

每两小时翻身一次

（2）双人翻身法

- 两人站在床的同一侧，一个人托住老年人颈肩部和腰部，另一个人托住老年人臀部和膝盖，两人同时用力抬起老年人移向翻身的方向。
- 或者两位照顾者分别扶住老年人的肩、腰、臀和膝部，轻轻将老年人翻向对侧，背对照顾者。

（3）体位摆放：翻身后，用软垫垫在老人的肢体和关节处，使得肢体放松，减少受压。

二、营养支持

应根据老年人的饮食喜好给予高蛋白、高维生素的饮食，比如鸡蛋、鱼、虾、豆制品、全谷物（如燕麦、小米）、新鲜蔬菜及水果等，同时维生素C和锌对伤口愈合有重要作用，老年人可以适量补充以增强机体的抵抗力和组织修复能力。同时要避免食用腊肉、香肠等熏烤、腌制的食物，以及辛辣刺激性的食物。

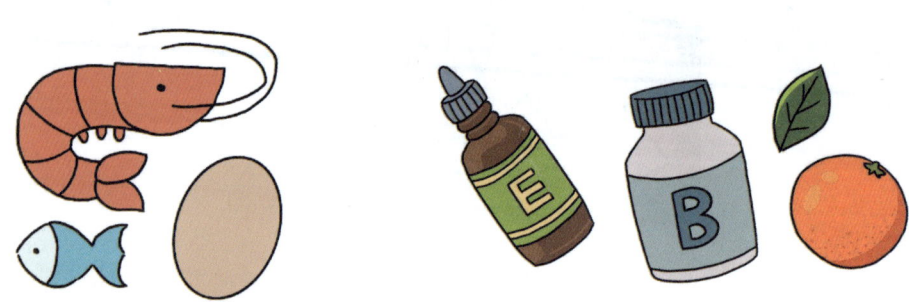

三、压疮有6级，及早治疗

美国国家压疮委员会将压疮分为6期，对于已经发生压疮的老年人，应根据伤口情况采取相应的护理措施。

1. 1期压力性损伤：皮肤完整，表面发红，出现局部红斑，皮肤温度变高。老年人在此阶段应每2小时翻身一次；采用泡沫敷料覆盖在压疮处进行保护，敷料应3~4天更换一次，如果被排泄物污染应尽快更换；家属还可以使用液体敷料如赛肤润进行涂抹，以保护局部创面，促进伤口恢复。

2. 2期压力性损伤：皮肤部分破损，伤口呈粉红或红色，也可以出现完整或者破损的水疱。老年人在此阶段应加强翻身；如水疱≤2厘米，可不做处理，等水疱自行吸收；如水疱＞2厘米，用小号针头轻轻抽出疱内液体，并用生理盐水轻轻冲洗周围皮肤，再外盖泡沫敷料局部保护。

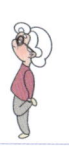

手足皮肤 并非小事

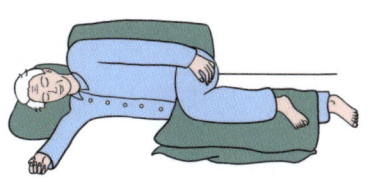

每 2 小时翻身一次

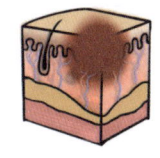

1 期压力性损伤

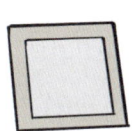 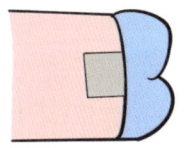

泡沫敷料覆盖在压疮处进行保护，敷料应 3~4 天更换一次，被排泄物污染应尽快更换

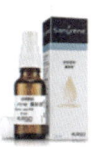

使用液体敷料如赛肤润进行涂抹，以保护局部创面，促进伤口恢复

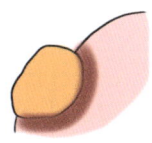

如水疱＜2 厘米，可不做处理，等水疱自行吸收

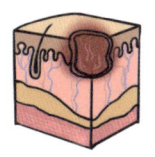

2 期压力性损伤

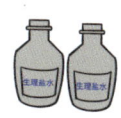 

如水疱＞2 厘米，用小号针头轻轻抽出水疱内液体，并用生理盐水轻轻冲洗周围皮肤，再外盖泡沫敷料局部保护

3. 3期压力性损伤：全层皮肤组织缺失，可以见到皮下脂肪、肉芽组织、腐肉和焦痂，但骨骼、肌肉未暴露。老年人在此阶段应尽快就医，医护人员会对创面进行清理，清除腐肉和坏死组织；使用促进创面愈合的药物，如生长因子凝胶、银离子敷料等进行局部抗菌治疗；还可使用湿性愈合敷料，维持创面湿润环境，利于伤口愈合。

在此阶段应尽快就医，医护人员会对创面进行清理，清除腐肉和坏死组织

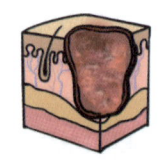

3 期压力性损伤

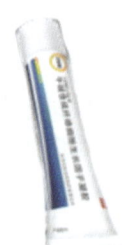 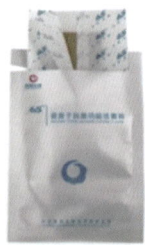

使用促进创面愈合的药物，如生长因子凝胶、银离子敷料等进行局部抗菌治疗

4. 4期压力性损伤：全层皮肤组织缺损，伴骨骼、肌腱和肌肉的暴露，伴有窦道。老年人在此阶段应前往医院进行全面清创，彻底清除坏死组织，必要时进行手术清创；同时使用抗菌药物，控制创面感染；对于难以愈合的压疮创面，可采用植皮手术等外科治疗方法。

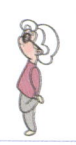

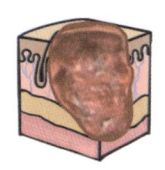

4 期压力性损伤

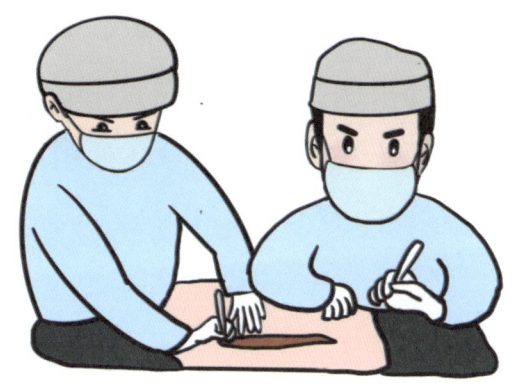

全面清创

5. 不可分期：全层组织被坏死组织覆盖，无法判断具体组织缺损程度。老年人在此阶段应通过清创等手段完全去除表面腐肉，以便准确评估压疮的严重程度，并根据清创后的情况，制定相应的护理和治疗方案。

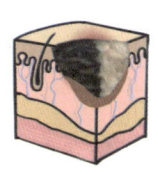

通过清创完全去除表面腐肉，并制定相应的护理和治疗方案

不可分期

6. 可疑深部组织损伤期：皮肤局部出现持久性非苍白性发红、褐红色或紫色，表皮完整，部分皮下有硬结。此阶段的老年人如创面无血疱、硬结，应选择泡沫敷料轻轻覆盖于病变处进行保护减压；定期揭开泡沫敷料，观察伤口情况，照顾者如发现老年人皮肤出现水疱、渗液及恶臭等症状，可

能压疮已经发展到皮下组织、肌肉及骨骼，这时就需要尽快就医，寻求医护人员的帮助和指导，医生会根据伤口情况，采用生理盐水冲洗、切除坏死组织、使用抗菌药物等综合治疗措施。

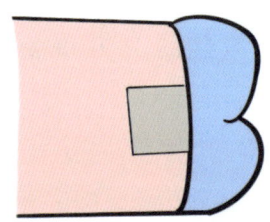

如创面无血疱、硬结，应选择泡沫敷料轻轻覆盖于病变处进行保护减压

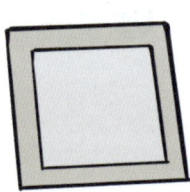

可疑深部组织损伤期

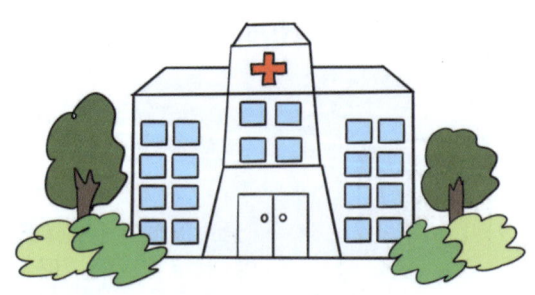

定期观察，及时就医

保湿止痒，减轻湿疹

老年湿疹表现为反复发作的瘙痒、红斑、丘疹等多种形态的皮疹，随着病程的延长，可发生苔藓样变、色素增多，可持续多年不愈。老年湿疹常常发生于小腿、手足、肘窝、膝窝、外阴、肛门等处，皮损表面常附有鳞屑，伴抓痕、血痂、色素沉着。

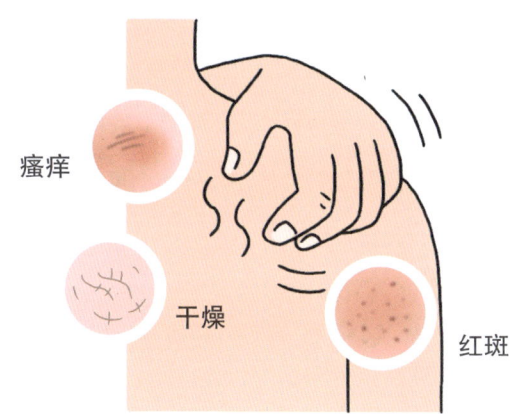

一、老年人为什么易患湿疹

老年性湿疹的原因是多方面的，涉及生理、病理、环境、遗传等多个因素。

1. 生理因素：随着年龄的增长，老年人的皮脂腺逐渐萎缩，皮脂分泌减少，导致皮肤干燥；部分老年人习惯用过热的水洗澡、使用清洁剂等，这些都容易使皮肤失去水分，变得干燥，从而引发湿疹。

2.病理因素：老年人的免疫系统功能下降，对外界环境变化的适应能力降低；患有糖尿病、高血压等慢性疾病都可能影响皮肤的健康，导致湿疹的出现。

3.环境因素：随着城市化进程的加快，老年人经常接触到化学物质污染等，这些因素可能对皮肤造成刺激，引发湿疹。

4.遗传因素：湿疹有一定的遗传倾向，如果家族中有湿疹病史，老年人患湿疹的风险可能会增加。

5.其他因素：一些老年人可能对某些食物过敏，这些过敏反应可能表现为湿疹。老年人使用的某些药物也会引起湿疹反应。部分老年人因紧张、焦虑等心理社会因素也会诱发或加重湿疹。

老人易患湿疹的原因

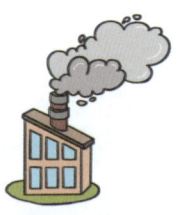

环境因素：城市化进程的加快，老年人经常接触到化学物质污染等

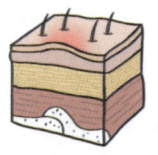

生理因素：皮脂腺逐渐萎缩，皮脂分泌减少，导致皮肤干燥

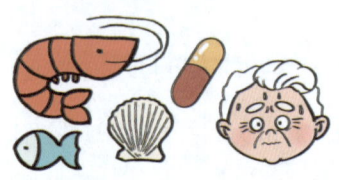

食物过敏、药物反应、焦虑等

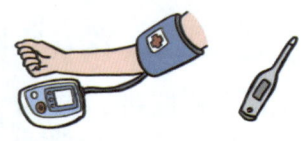

病理因素：免疫系统功能下降；患有糖尿病、高血压等慢性疾病

二、老年人湿疹的护理

1. 饮食调理

老年湿疹老人在日常生活中应注意饮食，多吃富含维生素和矿物质的食物。以清淡为主，多吃新鲜的水果和蔬菜，如苹果、香蕉、菠菜、油菜等，有助于皮肤的健康。适当补充优质蛋白质，如瘦肉、鸡蛋、牛奶等，有助于修复皮肤屏障，增强皮肤抵抗力。

避免食用辛辣刺激、生冷、油腻及易引起过敏的食物，如辣椒、火锅、肥肉等，这些食物可能加重湿疹症状。

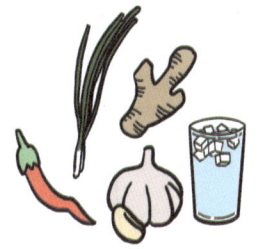
避免食用辛辣刺激、生冷、油腻的食物

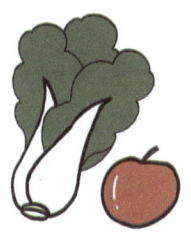
以清淡为主，多吃新鲜的水果和蔬菜

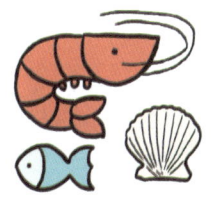
避免食用引起过敏的食物

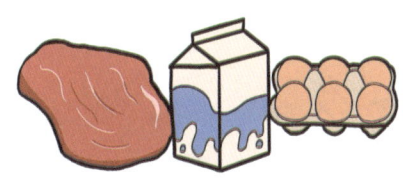
适当补充优质蛋白质，如瘦肉、鸡蛋、牛奶等

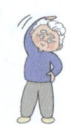

2. 皮肤护理

患湿疹的老人应避免过度清洁或清洗，选择温和、刺激小的洗护用品，避免使用碱性过强的洗护用品。洗澡时水温不宜过热，以免刺激皮肤。

洗完澡后老人应轻轻擦干皮肤，避免过度摩擦和挤压。可以适当涂抹润肤霜，帮助滋润皮肤，避免皮肤干燥而加重湿疹。

皮疹瘙痒时，应避免搔抓，以免对皮肤造成刺激，导致皮疹加重或出现糜烂、流水、继发感染等情况。可以局部搽药或用药液湿敷止痒。

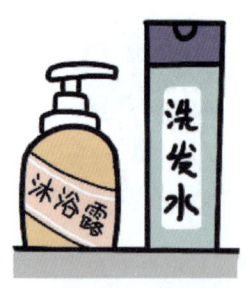

避免过度清洁，选择温和、刺激性小的洗护用品

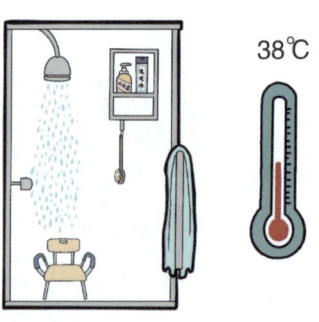

洗澡时水温不宜过热

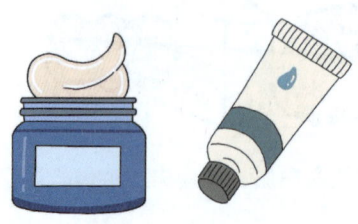

适当涂抹润肤霜，帮助滋润皮肤

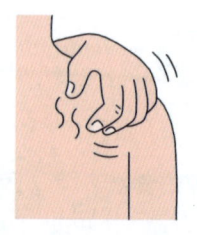 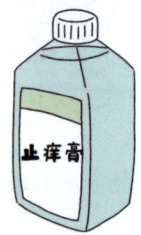

避免搔抓，可局部搽药或用药液湿敷止痒

3. 生活护理

尽量选择穿棉质、丝质、宽松的衣服，避免化纤、皮毛织品、羽绒等对皮肤有刺激性的材质。贴身衣物和被褥应漂洗干净，彻底去除洗涤剂残留。

保持室内空气湿润，避免室内过于干燥。可以使用加湿器增加空气湿度，有利于缓解湿疹所引起的皮肤干燥症状。

保证充足睡眠，避免熬夜，以免身体免疫力下降而导致湿疹症状加重。尽量避免接触花粉、动物皮毛、尘螨等过敏原，防止湿疹症状加重。

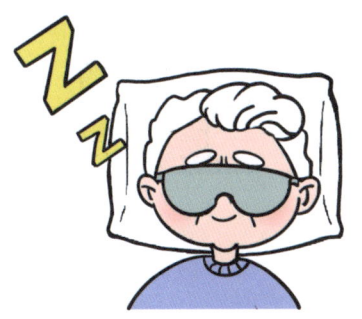
保证足够的睡眠

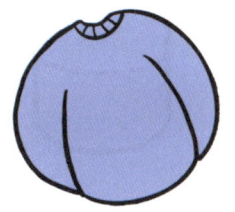
穿棉质、丝质、宽松的衣服

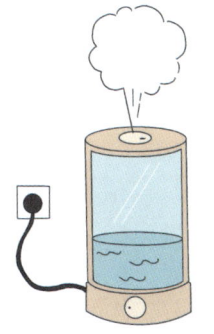
保持室内空气湿润，避免室内空气过于干燥

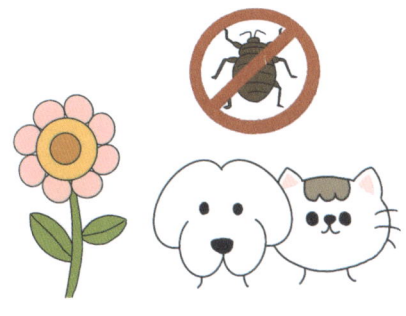
尽量避免接触花粉、动物皮毛、尘螨等过敏原

4. 药物治疗

在湿疹症状严重或不缓解时，应及时就医并遵循医生的建议进行药物治疗。急性期无水疱、糜烂、渗液等症状时，可以使用止痒剂如炉甘石洗剂等；渗出多者可用冷湿敷，并使用硼酸溶液等进行治疗；慢性期可外用糖皮质激素软膏、保湿剂或角质松解剂等进行治疗。药物治疗应务必严格遵照医生指导用药，不能擅自滥用药物，以免引起耐药或者其他不良反应。

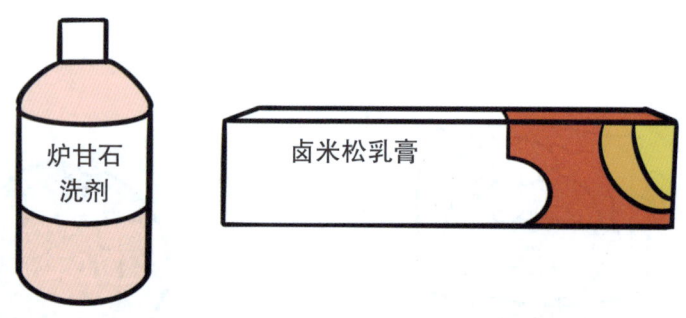

5. 调节情绪

保持积极乐观的心态，避免长期处于紧张、焦虑等负面情绪中。可以通过运动、听音乐、阅读等方式放松心情。心情好，皮肤才能更好！

特别关照　医养乐居

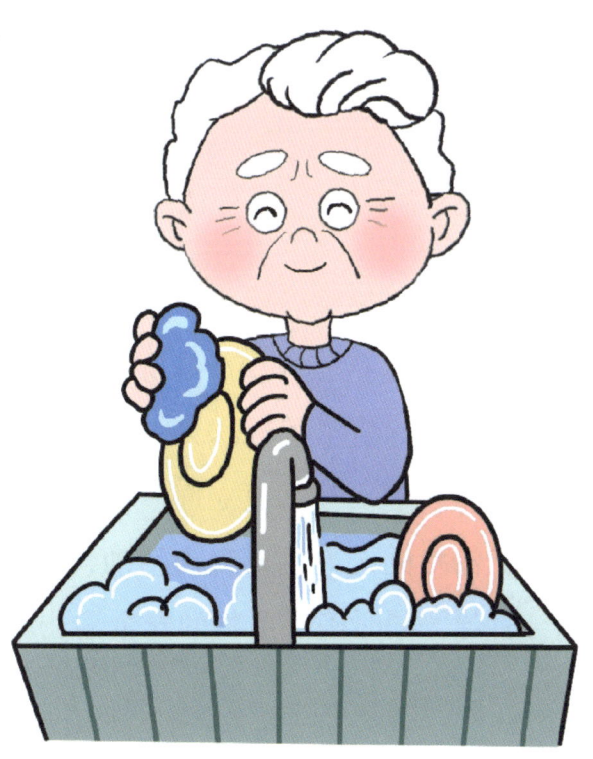

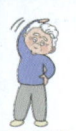

PICC 居家护理——提高生活质量

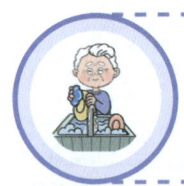

经外周静脉置入中心静脉导管（PICC）作为现代医疗技术的一项重要成果，广泛应用于肿瘤老人的放化疗以及需要长期静脉输液的老人中。它不仅极大地提高了治疗效率，还显著减轻了老人反复穿刺的痛苦。然而，PICC 置管后的居家护理同样关键，直接关系到老人的后期治疗和日常生活质量。我们为老人及其家属提供一份详尽的 PICC 置管后家庭护理指南，方便 PICC 老人做好导管居家护理。

安全的"生命通道"：PICC 置管

经外周静脉（如贵要静脉、肘正中静脉、头静脉）置入中心静脉导管（PICC）是指经外周静脉穿刺，将一条放射自显影、硅胶材料制成的导管沿静脉送入，使导管尖端位于上腔静脉或下腔静脉内。这一技术建立起一条安全、有效的静脉通道，使得接受治疗的老人可以自由活动，减少因反复穿刺带来的不便与痛苦，同时确保药物的安全输注。

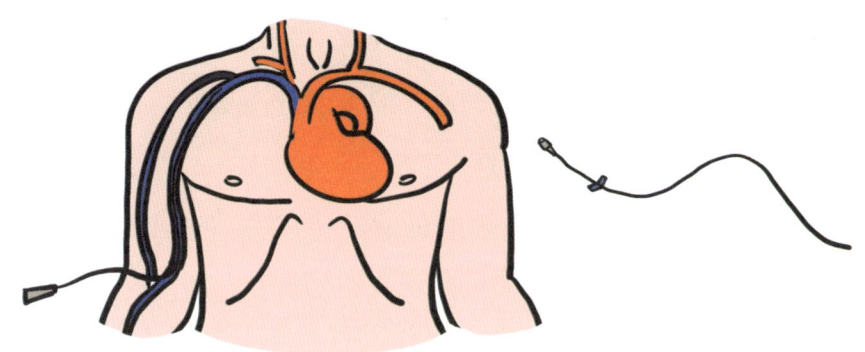

PICC 置管

一、适应证与禁忌证

1. 适应证

（1）需要长期静脉输液，但外周浅静脉条件差，不易穿刺成功者。

（2）需反复输入刺激性药物，如化疗药物。

（3）长期输入高渗性或黏稠度较高的药物，如高糖类、脂肪乳、氨基酸等。

（4）需要使用压力或加压泵快速输液者，如输液泵。

（5）需要反复输入血液制品，如全血、血浆、血小板等。

2. 禁忌证

（1）老人身体条件不能承受插管操作，如凝血机制障碍、免疫抑制剂者。

（2）已知或怀疑老人对导管所含成分过敏。

（3）既往在预定插管部位有放射治疗史。

（4）既往在预定插管部位有静脉炎和静脉血栓形成史，

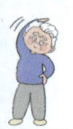

外伤史，血管外科手术史，如静脉支架植入术。

（5）局部组织因素，影响导管稳定性或通畅性，如置管部位局部天疱疮或严重水肿。

（6）避免选择偏瘫一侧的肢体，因为患肢回流障碍，易发生深静脉血栓。

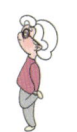

PICC 居家日常护理细则

一、"三个允许"

1. 允许淋浴：注意保持穿刺点和导管接头的干燥，淋浴时尽量避免置管侧手臂长时间下垂，使用硅胶防水套。

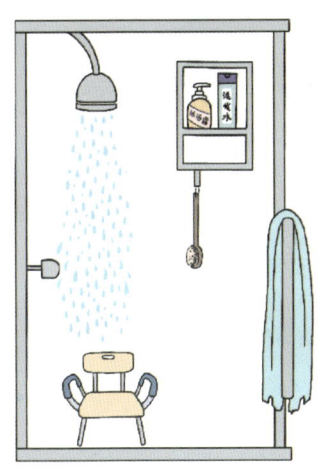
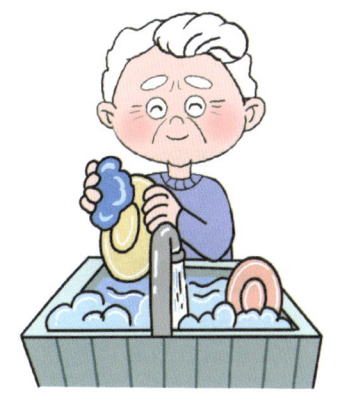

2. 允许的活动：如刷牙、洗脸、进餐等自理活动，平时煮饭、洗碗、扫地等日常家务活动。

3. 允许适量运动：老人可进行握拳、伸展等简单的上肢运动，手腕、手肘的关节活动均可。

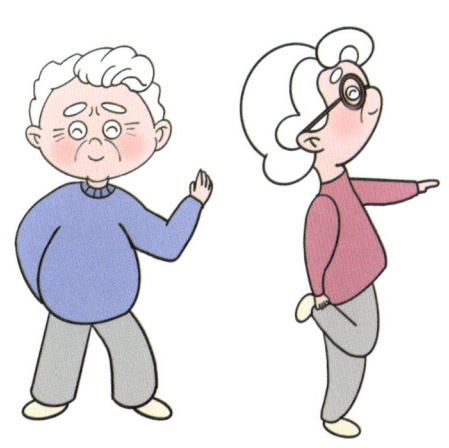

二、"五个禁止"

1. 严禁高风险活动：如游泳、打球、举重、抱小孩等可能导致导管受力或移位的活动应严格禁止。

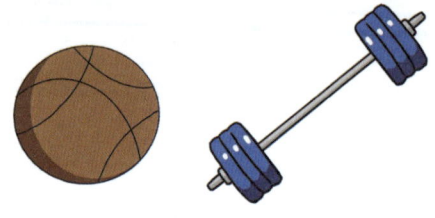

严禁高风险运动

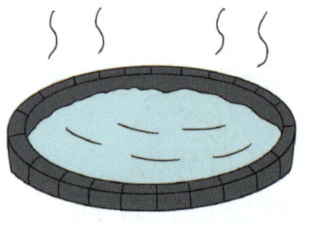

严禁盆浴、泡浴

2. 严禁盆浴、泡浴：以防水分渗入置管部位，增加感染风险。

3. 严禁提重物：避免提举超过5千克的重物，以防导管受力过大导致移位或断裂。

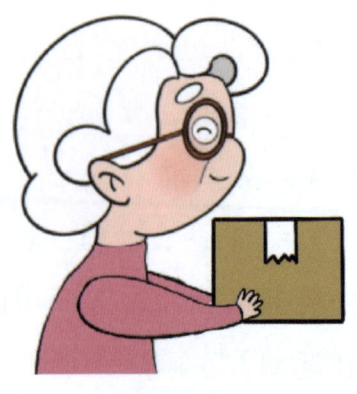

严禁提重物

4.严禁衣物过紧:选择宽松舒适的衣物,避免袖口过紧影响血液循环和导管安全。

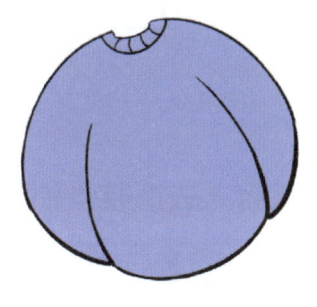

严禁衣服过紧

5.严禁在置管手臂上进行血压测量,以防压力影响导管位置或造成其他并发症。

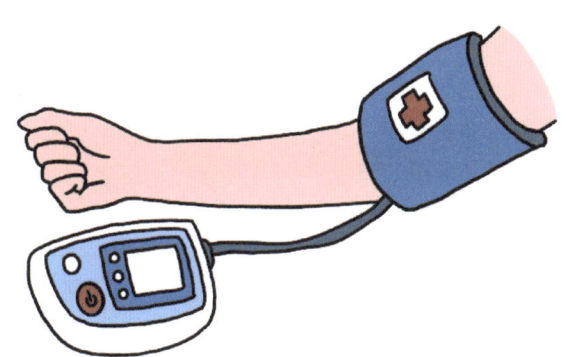

严禁在置管手臂上测量血压

定期维护，导管长久可靠

一、带管老人去医院维护的流程

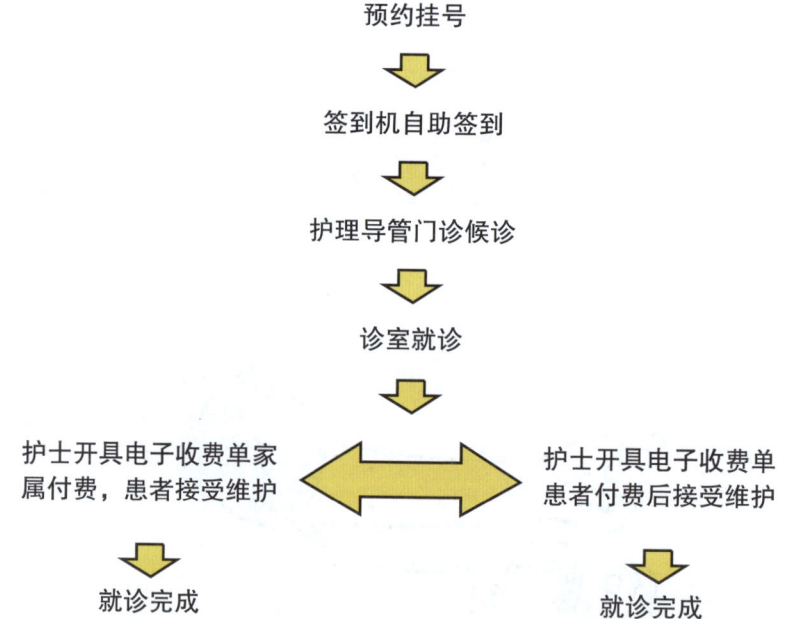

二、PICC 带管老人须知

1. PICC 使用时限：PICC 导管一般最长使用时间为一年，或根据导管厂家说明书而定。

2. PICC 维护周期：请每 7 天到医院进行 PICC 维护，不可随意延长维护周期。

3. 每日观察：请每天自查导管处周围有无发红、疼痛、肿胀、渗液等，如有异常及时就诊。

4.局部保持清洁：请保持局部清洁干燥，避免薄膜卷曲、松动。

三、需要注意的异常情况

若老人在家中出现以下情况，应立即前往医院就诊。

1.感到气短或胸闷，可能是导管位置异常或并发症的前兆。

2.导管的体内部分滑出体外，需立即就医处理以防感染。

3.置管侧手臂出现麻木、肿胀、臂围增大超过2厘米等症状，可能是血液循环问题。

4.敷贴松脱、输液接头脱落等情况，需及时更换以防感染。去除黏胶后出现持续红斑/或其他的皮肤异常，如水疱、大疱、溃烂、撕裂等，立即就医。

5.体温升高超过38℃，可能是感染迹象。

6.导管破损断裂，应立即将外露部分打折并用胶带固定，迅速就医处理。

7.穿刺部位出现红肿、疼痛、分泌物等症状，为感染表现。

8.穿刺点渗血且按压无效，或导管内出现回血，均为异常情况，需及时处理。

四、主要的 PICC 并发症

1. 穿刺点出血

置管初期几天穿刺点可能会出现少量渗血,或者皮下出现瘀青现象。一般 1~2 周伤口会慢慢恢复愈合,瘀青会逐渐消退。如局部出血量大,敷料湿透,应及时来院就诊。

处理:穿刺点明胶海绵加纱布加压贴膜固定,更换后局部按压 30 分钟,置管手臂抬高制动,避免用力或提物。

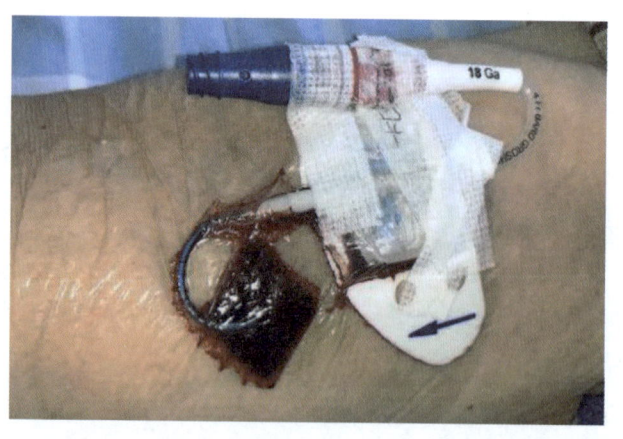

2. 导管堵塞

当出现输液速度减慢或停止、导管抽吸和(或)注射阻力增大、穿刺部位漏液或疼痛时,应考虑发生导管阻塞。

处理:应与医生和药剂师合作商讨有效恢复导管功能使用药物的品种、剂量及浓度;溶栓剂在管腔内停留 30~120 分钟后回抽血液,如通畅抽出弃去,再用生理盐水脉冲冲

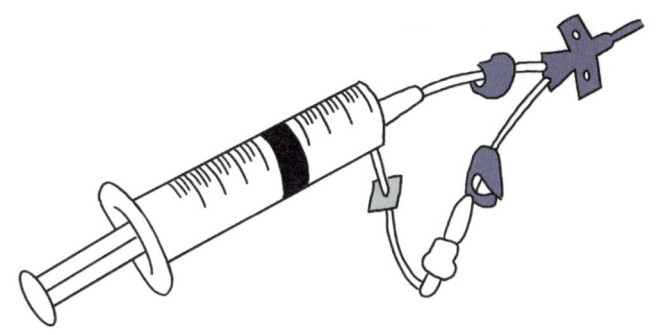

预冲式
冲管注射器

管,如不通,重复以上操作。

其他如导管相关性静脉血栓、导管相关性血流感染、中心静脉管路异位/移位、医用黏胶相关性皮肤损伤等,都需要医生评估和及时处理。一旦发现异常,一定要及时就医。

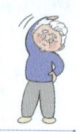

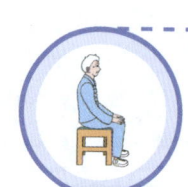

体位管理——姿势正确 舒适少痛

人口老龄化带来失能老年人口数量快速增长。与普通老年人相比，失能老年人的生活质量更低，且随着失能程度的加重而随之下降。对于失能老人，因其失去活动能力，容易发生肌肉萎缩、关节僵硬、废用综合征、误吸、压疮等并发症。如果能够正确实施体位管理，可以有效预防上述并发症的发生与发展，保持肢体功能、维持关节活动度、对抗失能状态下肢体挛缩的发生。

坐：腰背挺直，减轻压力

一、坐姿管理要点

1. 协助老年人缓慢进行体位变换，注意观察老年人有无不适。

2. 记录老年人坐位时间并定时更换体位，床上坐位时间不宜超过 0.5 小时。

3. 老年人中立坐位或轮椅坐位时间应控制在 2 小时内，

每 15～30 分钟宜调整坐姿，变换重心的左右位置或前后位置，使其压力重新分布。

二、坐位示意图

1. 中立坐位示意图

躯干直立，头直立，位于中线；肩部放松，双肩舒适摆放；双腿打开与肩同宽，膝关节与踝关节屈曲 90°；双足踏在地面或其他支撑面上。

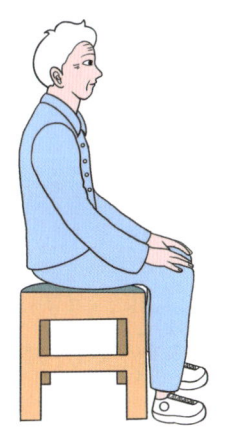
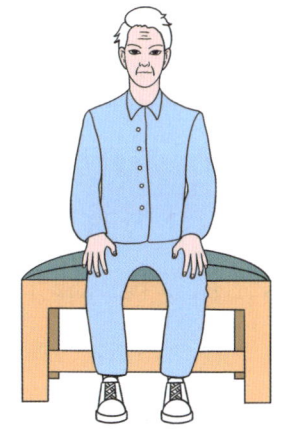

2. 轮椅坐位示意图

躯干直立，臀部坐在坐垫的后方，躯干紧贴轮椅靠背；髋关节、膝关节、踝关节保持 90°，双足平放在脚踏上，脚尖向前；双上肢舒适放置。

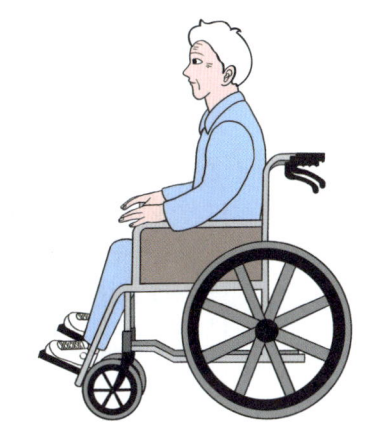

3. 轮椅坐位示意图（单侧肢体失能老年人）

患侧上肢放于胸前软枕上，肩关节前屈，肘关节屈曲，靠近身体，手指自然伸展；患腿外侧放置软枕，纠正髋关节外旋；健侧肢体舒适放置。

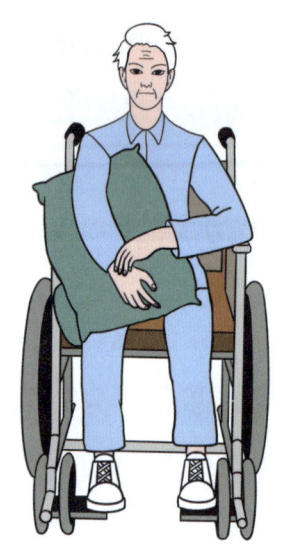

4. 床上坐位示意图

双侧上肢前伸，放在跨床桌上的软枕上，屈肘10°~20°舒适放置；单侧肢体失能老年人双手交叉相握，可对抗躯干前屈，避免强化痉挛模式；垫实腰背部，上半身接近于竖直坐位，屈髋近90°，屈膝50°~60°；膝下垫软枕，踝关节保持中立位。

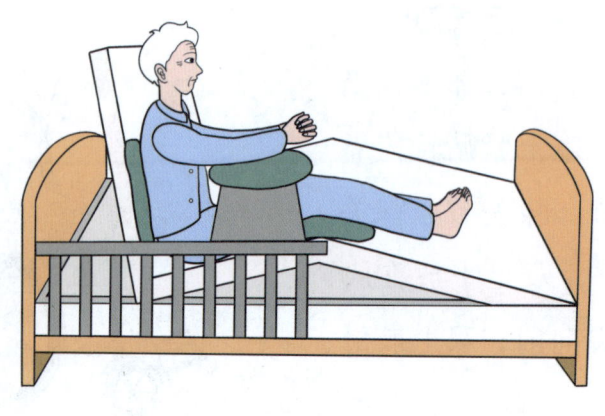

卧：不同情况，不同卧姿

一、卧姿管理要点

1. 患侧手足不应垂于垫枕边缘，避免加重掌屈和足内翻。

2. 双下肢失能老年人处于仰卧位时，如在两腿间置枕时肌张力增高，可先对其进行轻柔的按摩，降低肌张力后再放置。

3. 根据老年人病情、皮肤情况、减压器具的使用等情况，个性化调整体位变换的频率，至少每 2 小时进行 1 次。

二、卧位示意图

1. 半卧位示意图

床头抬高 30°～45°，老年人头下垫软枕；摇起膝下支架，使膝关节屈曲 30°，双足踩在枕头上，使踝关节被动背伸；单侧肢体失能老年人用软枕垫住患侧肩部、肘关节和上肢前臂。

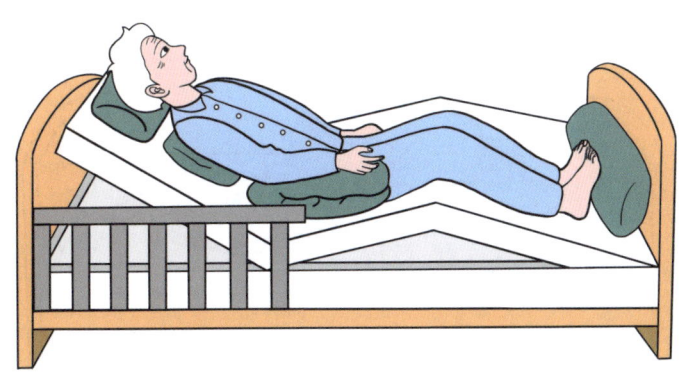

2. 侧卧位示意图（四肢失能老年人）

上方上肢伸肘放于胸前枕上，下方上肢前伸，前臂旋后，双手手指自然伸展；双上肢肩胛充分向前伸展，肩关节前屈不超过90°；软枕垫实腰背部；下方下肢伸髋伸膝放于枕上，上方下肢屈髋屈膝放于枕上。

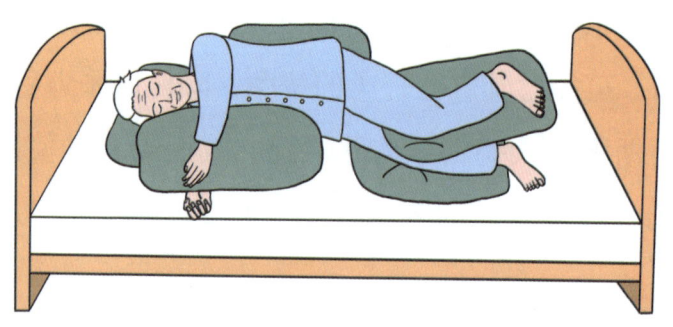

3. 侧卧位示意图（双下肢失能老年人）

上方上肢稍屈肘，前臂旋前，置于腹部；下方上肢屈肘置于头侧；垫实腰背部，肩稍前屈；双下肢呈迈步状，下方的髋后伸，稍屈膝，上方的下肢屈髋、屈膝放在枕头上，踝关节保持中立位。

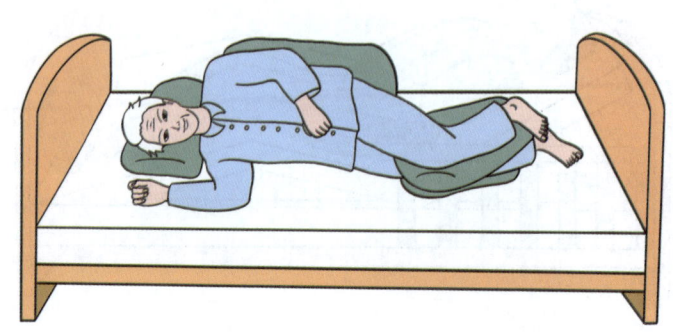

4. 侧卧位示意图（单侧肢体失能老年人健侧卧位）

患侧在上，患侧上肢伸展放于枕上；患肩前伸，前臂旋前，前屈不超过90°，肘关节和腕关节保持自然伸展，掌心向下；患侧下肢放于枕上，屈髋、屈膝90°，呈迈步状；健侧在下，肢体舒适放置。

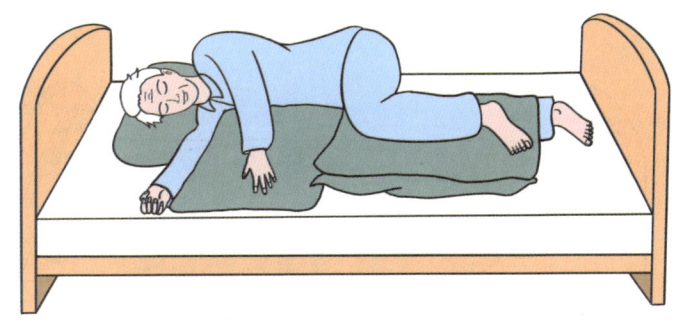

5. 侧卧位示意图（单侧肢体失能老年人患侧卧位）

患侧在下，健侧在上；头部垫枕，背后垫枕；患臂外展前伸旋后，与躯干呈90°，肘关节与腕关节伸直，掌心向上；健侧上肢放于躯体或背部的枕头上；健侧下肢屈髋、屈膝放于枕上，患侧髋关节伸直，膝关节微屈。

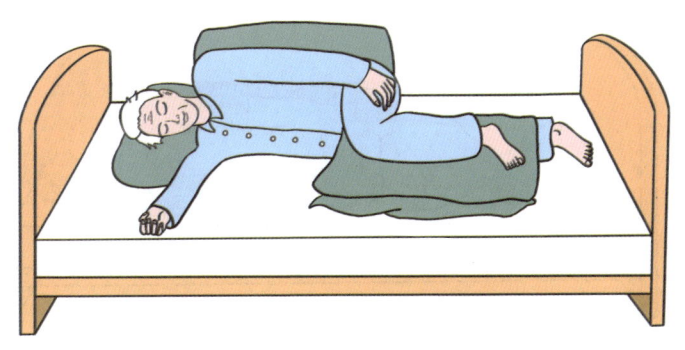

6. 仰卧位示意图（四肢失能老年人）

头部垫枕；肩胛下垫枕，防止后缩，肩外展 30°～60°，双侧上肢平放在两侧枕头上，略高于心脏水平，肘关节伸展，前臂旋后，腕背伸 30°～45°，避免腕关节屈曲下垂，手指伸展；双下肢大腿下段放置软枕，使之略高于心脏水平，伸膝，伸髋并稍外展，两腿间放软枕隔开，踝关节呈中立位。

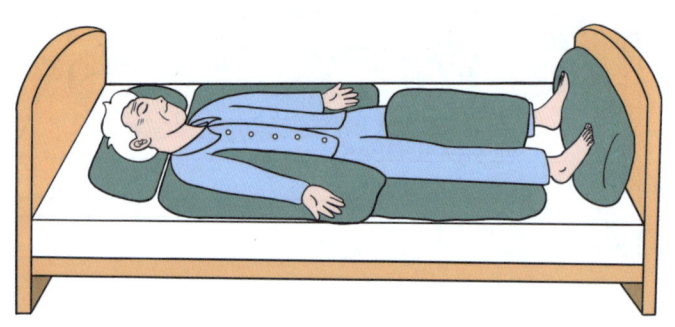

7. 仰卧位示意图（双下肢失能老年人）

双上肢自由摆放于舒适体位；双下肢大腿下段放置软枕，使之略高于心脏水平，伸膝，伸髋并稍外展，两侧髋关节外侧各垫一小枕，两腿间放软枕隔开，踝关节呈中立位。

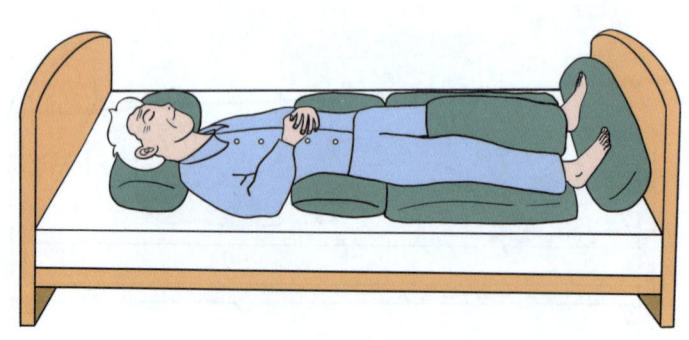

8. 仰卧位示意图（单侧肢体失能老年人）

头下垫软枕，患侧肩胛下垫枕，上肢下垫枕，肘关节伸直，前臂旋后，腕背屈，掌心向上；患侧髋部、臀部、大腿外侧垫枕，使患侧骨盆向前向上抬起，保持伸直微屈。

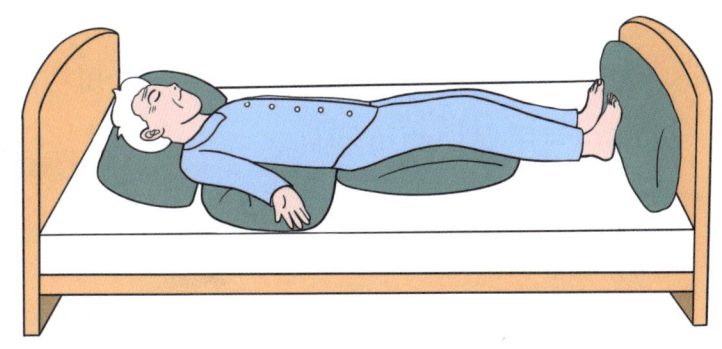

安全：防跌防坠防意外

一、预防跌倒与坠床

对于跌倒、坠床高风险的老年人，轮椅坐位时应使用轮椅保护带，卧位时应拉起双侧床栏。对伴有认知功能受损的老年人，可增加使用保护约束器具。

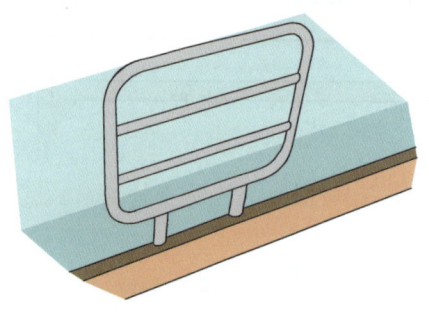
拉起双侧床栏

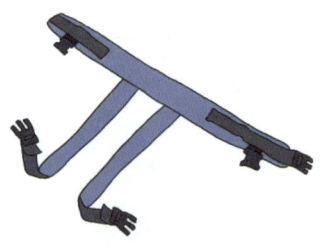
轮椅保护带

二、预防压疮

1. 根据压力性损伤风险评估的等级，调整体位变换频率，预防性使用全身性减压器具，对于骨隆突处使用局部性减压器具。

2. 重点关注高风险部位皮肤的受压情况，检查受压部位保护措施是否有效。

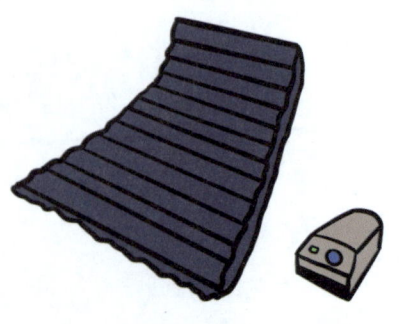
减压床垫

三、预防插管意外拔出

1. 调整体位前,检查管路固定情况,妥善固定导管,预留足够的长度。

2. 评估老年人意识情况、配合程度、舒适度,必要时使用保护性约束。

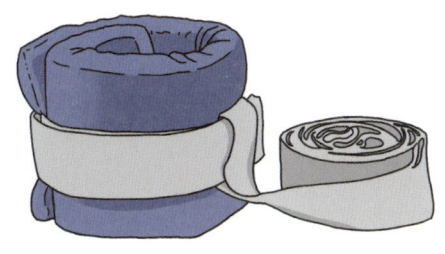

约束带

四、预防废用综合征

1. 老年人应进行肢体关节活动度训练、被动活动和主动活动。在调整体位时和摆放好体位后,老年人宜做健侧支撑或抓握等动作;宜利用健侧带动患侧进行活动和训练。

2. 为预防手指屈肌痉挛,应使用防挛缩辅助器具,以对抗手指屈曲内收。

3. 为预防足下垂或足内翻,应佩戴足部矫形器以保持足部中立位。

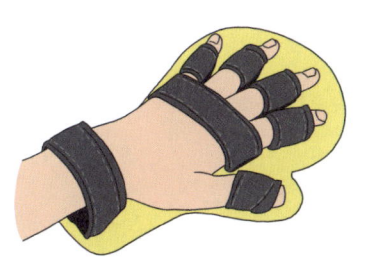

防挛缩辅助器具

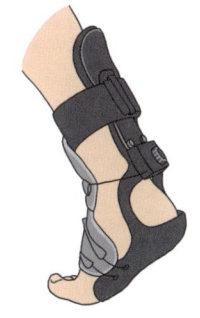

足部矫形器

五、预防反流与误吸

1. 评估老年人的进食方式与进食时间。

2. 进食中及进食后 30 分钟内不宜更换体位,应保持坐位或半坐卧位(床头抬高 30°~45°)。

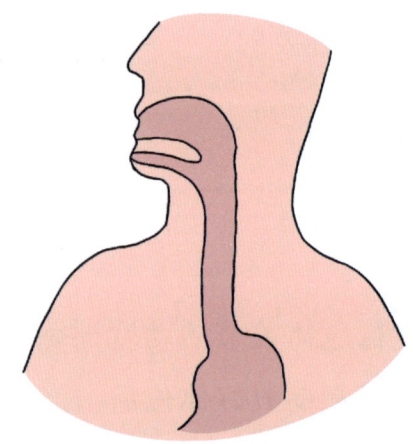